C S N d D N

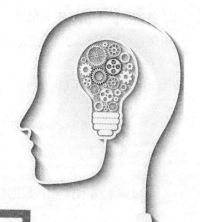

重塑你的大脑

靳天民　著

中国商业出版社

图书在版编目（ＣＩＰ）数据

重塑你的大脑／靳天民著．－－北京：中国商业
出版社，2018.3

ISBN 978-7-5208-0184-3

Ⅰ.①重… Ⅱ.①靳… Ⅲ.①大脑—普及读物
Ⅳ.① R338.2-49

中国版本图书馆 CIP 数据核字 (2018) 第 016354 号

责任编辑：姜丽君

中国商业出版社出版发行
010-63180647 www.c-cbook.com
（100053 北京广安门内报国寺 1 号）
新华书店经销
北京明月印务有限责任公司印刷
*
720×1010毫米　16 开　14.75 印张　220 千字
2018 年 5 月第 1 版　2018 年 5 月第 1 次印刷
定价：39.80 元
****
（如有印装质量问题可更换）

出 版 说 明

这本书的最大价值，并非只是它极为深刻地阐述了大脑与健康长寿之间的紧密关联，而是它荟萃了世界上最前卫的生命医学观点。

这些观点，既包括上千年来的中医学理论(脉理学、脉象学、阴阳学、针灸学、按摩学、药理学等等)，也包括世界著名医疗机构和著名中医学专家、心理学专家、细菌学专家、神经学专家、病理学专家对人类健康长寿依据的最新发现。这些新发现，也许有人曾经在一些书刊报纸上见到过，但如此鞭辟入里的精到阐述恐怕大多人都是第一次看到。

目前，围绕着人类健康与长寿的问题，中医学、西医学、行为学、心理学、营养学都开始争相推广自己对生命的观照，或加强锻炼，或科学饮食，或调适心态等等。但因为这些说辞都是为了让大家接受自己的一家之言，有的难免夸大其辞，有的难免以偏概全，但更多的则是鹦鹉学舌——看别人怎么说，自己也跟着怎么说，从而激起了大众的抗拒心理：谁的书也不看，谁的话也不听，谁的理论也不信!——这既是中国文化领域的一种悲哀，也是人类命运的一种悲哀!

我们之所以郑重地向广大读者推荐这本书，一是作者具有较深的中西医文化知识底蕴，能够将中西医理论融为一体，通过去伪存真的甄别，使读者"吹糠见米"，领悟到生命医学的真谛；二是因为书中的许多观点都来自于世界医疗界最前端的科研成界——不仅观点新颖，立论独特，而且高层建瓴，一览众山小。

敬请广大读者共鉴!

前　言

　　身体健康和生命质量是 21 世纪的最大社会主题，本书以严谨的科学态度，站在生命意义的角度，通过对大脑的分析和研究试图揭开"人类为什么不能健康与长寿"的黑匣子。

　　当健美与瘦身成为一种时尚的时候，脂肪与肌肉便成了一对矛盾；当细菌与污染成为一种公害的时候，健康与长寿便成了人类社会的最大主题！

　　但不知从何时起，健美与肥胖之间、疾病与医疗之间形成了一种"道高一尺，魔高一丈"的关系：人们越想减肥，患肥胖症的人却越来越多；医疗水平越高，人类的疑难杂症越来越多，致使人类的生命

I

质量在日益丰富的物质条件和越来越好的医疗条件下不仅没有提高，反而越来越呈现出一种日渐下降的趋势，这不能不说是人类的悲哀！

根据世界医疗机构多年的研究发现，世界上所有脊椎动物的寿命期都是从它的大脑发育期停止后再乘以5来计算的，按照这种推论，人应该活到125岁才对，因为人的大脑发育期是在25岁停止的，所以，$25 \times 5 = 125$ 岁才是一个人的正常寿命。而遗憾的是，能够活到这个年龄的人至今世界上都没有几个。

令人费解的是，与人类生活在同一片蓝天下的其他动物虽然也得病，但它们却能够在一没医生、二没医药的情况下恢复健康、繁衍后代、保存种族，活到自己的寿命极限，而人类却为什么会活得如此"不堪一击"呢？

当人类将自己与其他动物的生存条件进行了严肃而又认真的对比后发现，人类之所以活不到自己的寿命极限，并非是由于我们的物质条件有缺憾，也不是由于我们的药物治疗不及时，而是由于我们对大脑的不科学认识造成的。多少年来，人类对大脑的认识仅仅停留在其是一个智慧的宝库，它虽然可以为人类的成功提供出无穷无尽的智慧，但却与一个人的健康与寿命没有多大关联。殊不知，这种认识大错而特错了！

确切地说，人脑与其他动物脑的一个本质区别，就在于人的大脑外缘有一种新皮质。这种新皮质不仅掌管着人类的思维，而且还掌管着人类的一切喜怒哀乐感受。有了这一层脑，人生中除了自我得失外，还加进了许多好与恶的考虑因素。人类之所以得病并短寿，就是因为我们大脑内存在着太多的不正确思维与不科学行为的缘故。

这种新发现，不仅使医疗界大跌眼镜，而且也使中西医停止了究竟孰优孰劣的争论。因为它不仅牵涉到社会学与行为学，而且还牵涉到营养学与心理学。作为这门学科的最大难点，就是如果我们想破解人类短寿的秘密，除了要认真考虑人的物质因素之外，更重要的是必须把人的精神因素也考虑进去。也就是说，离开了人的精神因素而去谈健康长寿无异于"缘木求鱼"。

但令人恐惧的是，影响人情绪的东西有太多太多，其最复杂的地方不仅仅是一个人面对某种成功或失败结果的兴奋与痛苦，更重要的是在这种"结果"还没有出来之前，人们在谨慎选择应对方法时常常处于自我矛盾的两难状态。其根源是每个人的行为都受三种思维方式的指导：感性思维主导着其的直观印象，逻辑思维陈述着其智慧分析，灵动思维折射着其意外发现。虽然三种思维方式各有千秋，但当一个人将这三种思维方式交替并用在一件事情上的时候，却更容易导致其无所适从，并由此构成难以排解的自我折磨——这才是一个人情绪难以稳定的根源。

我们之所以将此书命名为《重塑你的大脑》，其意是指在我们的大脑内存在着太多太多还未被开发的能量。而如果我们能够将这种能量开发出来，幸福的人生将从此步入一个更加完美的世界。

目 录
Contents

第一章

人类为什么少活了50年

1 人的正常寿命应该是125岁

人的正常寿命应该是125岁，这是所有脊椎动物的正常寿命。它的计算公式是：人的大脑发育基本上是在25岁完成的，大脑成长期的5倍才等于一个人的正常寿命，也就是说，25×5=125岁才是一个人的正常寿命。

现在的人一说到能活80岁、90岁，那就是长寿了，包括世界上的第一长寿国——日本人的平均寿命也不过在80岁左右。难道说，人的寿命真的就局限在这个范围内吗？

其实不然。

中国民间有句俗语叫"七十三，八十四，阎王不叫自己去"。这种说法据史料记载是源于秦朝，可以说这是一种迷信的说法，但许多不明真相的老人一到了这个年龄心理上就会产生一种莫名其妙的精神负担，并时时有一种"大限已到"的阴影笼罩在心头。在这种紧张心理的作用下，常常就真的能够生出许多疾病来，结果使自己居然就跨不过这个"坎儿"。于是，73、84就真的成了人类寿命难以逾越的两道鸿沟。

其实，73、84是中国两位圣人的年龄(孔子和孟子)。孔子73岁去世，孟子84岁去世。在人们的普遍意识中，像孔子、孟子这样的大圣人都逾越不了这两道生命的"沟坎儿"，更何况我们凡人呢?！

然而，在医学发达的今天，如果我们再继续迷信这两个寿命的"沟坎儿"，平白无故给自己制造精神紧张、施加心理压力，那就当真是糊涂至极了。

科学表明，人的寿命远不止70、80、90岁这么短，而应该更长，甚至就连百岁老人也不算大，应该能够活到120～125岁。同时，这还是一般动物的正常寿命，人还算是命短的。

这不是凭空杜撰，也不是自我安慰，而是通过大脑的成长发育期的规律计算出来的。这个计算公式是：人的大脑发育基本上是在25岁完成的，大脑成长期的5倍才等于一个人的正常寿命，也就是说，25×5=125岁是一个人的正常寿命。——这个结论来自于世界医学界多年的观察和研究：人世间所有脊椎动物的寿命都合乎这个公式，而人又怎能例外呢？！

翻阅中国古代医学的文献，中医学中常有"人生160岁"之说，在古老的《神仙道》等书中，也不乏有许多超长寿人的记载，在乾隆盛世的楹联中，也有"花甲重逢再添三七岁月，古稀双庆又多一个春秋"(141岁)的颂词，但因无确凿的证据，所以不敢妄断这些传说故事到底是真是假。现在单就我们的邻国日本来说，其能活到百岁以上的老人就有5000多人，并且还有人说，即便是这样，也不应该视他们为寿星，因为他们活的仅仅是一个人本来应该有的寿命。

那么，人为什么会短命呢，是什么原因缩短了人类的寿命？现在让我们来说说人类的生存方式。

简单地说，人类的生活方式大体可以分为三类：

一、饮食：饮食是人类生活的必需，但饮食过饱、过量、偏食以及化学物质的影响都会在无形中缩短人类的寿命，特别是在工业污染已经严重影响到人类各种食品卫生的今天，健康与长寿受到了极大的威胁。

二、工作与休息时间的颠倒：科学技术的飞速发展，使人类的生存技能不断遭遇到种种挑战，在今天，某种工作技能还是一种权威，到了明天就可能遭到淘汰。因此，人类为了生存，就很难顾及有规律的生活，而不规律的生活方式必然会干扰或破坏人体内各个器官的正常运行节奏，最终导致种种疾病的频繁发生。

三、运动量不足：随着科技水平越来越高，目下坐在办公室里工作的人越来越多，而过长的办公室工作却使人的身体失去了应有的活动量，所谓的"高楼工作病症群"指的就是这些常年坐在办公室工作的人，由于缺乏必要的身体锻炼，致使体内的许多"部件"不到"退休年龄"就发生了生锈或失灵。

严格说来，这三种不科学的生活方式虽然给人类的寿命带来了严重障碍，但最大的障碍却来自于我们的大脑。也就是说，虽然我们身上出现的许多疾病都与我们的生存环境和生活方式有关，也与我们的劳逸结合失去了平衡有关，但如果我们有一颗健康的大脑，依然可以战胜许多疾病而赢得健康与长寿。

对于大脑的健康问题，目前世界医疗界和学术界都讨论得如火如荼，有的说大脑健康是来自于一个人乐观的情绪，有的说大脑健康是来自于一个人愉快的生活环境和工作环境，也有的说大脑健康是来自于一个人持之以恒的体育锻炼，还有的人说大脑健康是来自于一个人的饮食安全等等，但等我们把这些讨论汇总到一起的时候却意外地发现，所有讨论都集中到了一个焦点上：人体健康的前提必须是大脑健康，而大脑健康的第一要素就是体内的荷尔蒙必须平衡。一旦荷尔蒙失去了平衡，先是我们的体内器官发生异变(生病)，接下来就是我们的大脑会失去健康的土壤，如果再不加以控制并任其发展下去，就会发生恶性循环，直至影响到人类的寿命。

那么，荷尔蒙到底是什么东西，它又是怎样产生的？关于这些问题，我们将在后面的章节中一一细说。在这里，我们只简单地告诉大家，荷尔蒙是人体内一种离不开的激素，离开了它，人的生命就不可能存在。据最新医学研究发现，人体内的荷尔蒙大约有100多种。在这些荷尔蒙中，有对人体有益的荷尔蒙，也有对人体有害的荷尔蒙，人之所以生病，就是因为有害的荷尔蒙在人体内占据了上风。因此说，一个人要想达到健康长寿的目的，就必须牢牢掌握好荷尔蒙这把金钥匙！

所以，在一个逐步进入高龄化的社会中，真正需要引起人类高度重视的不仅仅是我们的科学饮食、合理运动与医疗方法，还有我们的思维方式。也就是说，在人类的主观意识中，决不能再把80岁、90岁视为长寿，而应该把125岁看成是人类的正常寿命！

2　人本来是不应该生病的

人之所以生病，首先是因为缺位于"人不该生病"的思想意识，其次是由于我们不科学的生活方式造成的。

从人体的结构来看，一个人如果身体健康、从不生病，是完全可以活到界限寿命的(125岁)，可是为什么人人都得病呢? 从中医学理论上来讲，其原因有二:

一、大多人都缺位"人不应该生病"的思想。

在一般人的意识里，人吃五谷杂粮，生病是一种必然现象。特别是老年人，好像从来不得病反而是件不正常的事情。在古老的中医学词典中，虽然也常常有人类"404种疾病"的记载，但这种记载却只能说明人类疾病的众多，而不能说明人类为什么生病的根源。所以，当一个人生了病以后，唯一可行的办法就是去跑医院、找医生，以求得到医治，而医院和医生的最大能力也就是针对人的患病位置或疾病表现分别采取吃药、打针、手术三大医疗手段。虽然这三大医疗手段也曾经临时抢救了无数人的生命，但其最大弊端就是这种医治手段都是针对人体内某个局部的疾病而施治的，结果常常是局部的疾病虽然治好了，但却因为"是药三分毒"的后遗症而引起了体内其他疾病的连环衍生。——之所以会出现这样的结果，首先是因为有些医生脑子里存在着"人生必然生病"的意识，在这种错误意识的指导下，医生和患者之间的存在似乎就变成了一种极为正常的现象。

二、中西医之间的差异。

西医对待疾病通常会有三件宝：药物、针剂、手术刀。说得更直白一点，就是不管疾病发生在哪里，西医大夫都会把各种药物、针剂、刀子使用到哪里，结果虽然消除了症状，但却因为没有根除它的病源而致使许多疾病频频复发，或者在某种药物的作用下使细菌在人体内发生转移，或者异变成其他病菌在人体内继续作乱；而中医则不同，它的高明之处就是在给人诊治疾病的时候从来不把已经呈现在眼前的"病象"放在眼里，譬如发烧、呕吐、红肿、休克、昏迷等等，而是通过人手腕上的"脉象"表现来仔细查找疾病发生的根源，而后通过"阴阳五行"的调适来达到根除疾病的目的。——中医学之所以这样做，是因为中医认为人是不应该生病的，人之所以生病，是因为我们的医生对人类生活指导不利的缘故，所以，中医界才有了"病人上门，医生道歉"的说法——因为中医认为这是一个医生失职的表现。

由此可见，不管是中医学还是西医学，尽管它们在诊治手段上各有各的说法，但在"人类为什么不能像其他动物那样活到自己寿命极限"这个问题上都没有给出一个切实可行的有效方法。

纵观自然界的所有动物，没有任何动物比人类得的疾病更多，心脏病、脑血栓、高血压、糖尿病、肺炎、肝炎、感冒、发烧、咳嗽……简直数不胜数，但其他动物在一没医生、二没医药的情况下却依然能够恢复健康、繁衍后代、保存种族，活到自己的寿命界限，而人类却为什么活得如此"不堪一击"呢？

严格说来，其他动物也有自己的医生和医药，只不过这种医生和医药不是它们种族中的一种职业，而是大自然无偿提供给它们的空气、阳光、水草以及种种野生食物等等，它们在食用了这些东西之后，充分调动起体内"制药厂"的作用，把体内所有的有毒物质统统排泄出去，从而达到了自治自愈的目的。

中医学的基本理论，正是缘于对动物这种生存方式的思考，想方设法效仿自然界的生存法则，通过针灸与草药来调动人体内的自我功能，进而实现自我防御、自我消化、自我排除种种有害物质的侵害，达到保护人体永远健康的目的。而遗憾的是，不知道从什么时候起，中医却被人错误地看成是一种落后的医疗方式，这不能不使人感到当代新医学的发展确实走到了一个十字路口——何去何从，的确令人担忧。

在中医学的实践中，许多人都有这样的体会和发现，当一个人在接受针灸治疗时，尖利的银针虽然深深地刺在了人体的某个穴位上，但人不仅没有疼痛的感觉，反而能够感到轻松，并且确实能够祛除许多疾病，这是为什么？

在过去，没有人能够对这种现象做出科学而又合理的解释，但在我们的医疗科学技术飞速发展的今天，不仅已能对此做出正确的解释，而且还能够把这种现象分析得理据分明：这就是从前在中医学中一直强调的"阴阳"与"邪气"，原来就是以物质形式存在于人体内的电荷、活性氧和荷尔蒙。这种东西虽然对西医西药的反应迅捷，但往往是消逝得快，恢复得也快；而对中医中药的反应虽然有些迟钝，但一经治愈就很难复发，因为中医中药断绝了它们生存的根脉。所以，当西医对许多现代疾病一筹莫展之时，中医才发挥出了它的无比威力。

对于中医医生的这种说法，虽然还不能使我们把人类健康长寿的希望完全寄托在中医学身上，但有一点是不容置疑的：人体内蕴藏着巨大的防御能量，只要我们能够把这些能量有效地调动起来，就完全可以抵抗住各种疾病的侵袭。

3 人为什么生病

把细菌视为人类健康的最大敌人是不公平的，因为如果没有了细菌人类根本就无法生存，据医学观察发现，仅仅在人的肠道内就存活着100多种细菌，但它们之间之所以能够和平相处，而且还在主导人体健康方面发挥出积极作用，就是因为它们一直都是共生在一个平衡的状态中。

勿庸讳言，当代人类的许多疾病都与环境有关，特别是近百年来世界工业的飞速崛起，虽然给人类生活带来了丰厚的物质回报，但严重的空气污染、水质污染、粮食污染、蔬菜污染……却致使各种各样的细菌和微生物都像注入了吗啡一样疯狂地滋生出来，而且还有许多细菌在新的环境中又发生了新的变异，不仅为人类的身体健康带来了诸多隐患，而且使许多病菌已经侵入了人类的躯体，严重威胁着人类的健康。于是，一场人类与细菌的世界大战拉开了序幕。

严格说来，把细菌视为人类健康长寿的最大敌人是不公平的，因为如果没有了细菌，人类根本就无法生存下去。据医学观察发现，仅仅在人的肠道内，就存活着100多种细菌，但它们之间之所以不仅能够和平相处，而且还在主导人体健康长寿方面发挥出积极的作用，就是因为它们一直是共生在一个平衡的状态中。也就是说，人类健康长寿真正所需要的生存环境不是一个什么细菌也没有的真空，而是一个人类与恒有菌长期友好合作的结果。随着年龄的不断增长，人的身体会逐渐衰弱，这是任何人都无法抗拒的一个自然规律。但现代医学认为，在医学设备和医疗技术越来越先进的今天，如果我们在探讨人类健康长寿的问题时把目光仅仅局限在如何消灭细菌上无疑是一种十分愚蠢的思维方式。因为它不仅会干扰我们在更大的领域内去寻找更有效的方法，而且还容易误导我们把人类健康引向一种"自我残杀"的境地！因为当我们在绞尽脑汁、采取一切措施来捕杀所有细菌的时候，也在无形中破坏了我们自身需要的种种微量元素。

因此说，人的身体既是一种十分坚固的物体，也是一种十分脆弱的物体。这种矛盾性不仅反映在人的骨骼、四肢、肌肉、脂肪、血液等肉眼可见的物质结构上，更重要的是反映在人体内的细胞结构上，这就像我们评判一个人的身体是不是健康一样，真正的健康标准不是看这个人的四肢是不是健全，或者他的身材高低和胖瘦，而是看他的体内细胞是不是健康，只要他体内的细胞是健康的，那么哪怕这个人的四肢不健全或者耳目不聪，其依然还是一个健康的人。

身体健康和生命质量，是21世纪最大的社会主题之一，但如何才能达到我们的目的却不仅仅是个方法问题，而且还有个"投鼠忌器"的问题。

从上面的记述中我们不难看出，在人体内需要的各种微生物中，不仅有有害菌，而且还包括有益菌，也就是说，细菌虽然是祸害人类健康的最大敌人，但却又是人体内离不开的营养素。因此，我们所要解决的关键问题不是如何去消灭人体内的有害菌，而是如何使我们体内的有益菌始终占据有利的上风。

目前，不管是世界卫生组织，还是我国的医疗界、科技界、文化界，无一不围绕着"生命科学"纷纷打出自己的重拳，特别在"饮食卫生"方面，更是把"健康从吃开始"、"厨房是健康的根据地"、"排毒要有新概念"等口号作为自己的健康长寿新理念，极力呼吁人们在日常生活中要严格把好"病从口入"这一关，密切警惕各种细菌对生命的威胁。

在这种强大舆论的灌输下，许多人为了消灭食物中的细菌，在食用某些粮食和蔬菜前不厌其烦地冲洗与浸泡，甚至有人不把蔬菜浸泡24小时以上是不敢食用的。确切地说，这种消灭细菌的方法虽然无可非议，但从生命学的本质上来说，这种不计一切后果的"卫生"食用方法，不仅是不科学的，反而是一种反科学的。因为在人类食用的所有食物中，不管是粮食还是蔬菜，它们在自己的成长、成熟过程中虽然都被农民施撒过化肥和农药，但这些东西常常都是依附在粮食和蔬菜的根部和表面，只要我们经过稍微的清水处理就完全可以把它们清除掉，但如果进行长时间冲洗和浸泡，却极容易破坏它们果实中饱含的多种维生素，其结果是，人类食用的食品虽然卫生了，但人体内菌群的平衡性也被破坏掉了。不仅不能给人类的身体带来健康，反而容易导致许多疾病的滋生。

确切地说，世间万物的生存与繁衍都是存活在不同的菌群中，虽然这个菌群里混杂着许多对身体不利的东西，而一旦这个菌群的平衡性被破坏，任何动物都无法生存。所以，当我们的医疗科学把目光仅仅定睛在"细菌"上的时候，不仅会使人类的健康失去可靠的保障，而且还很容易导致人体本身也失去必要的维生素给养。

4　经商的人为什么寿命比较短

经商的人之所以寿命短，并非是因为他们的身体素质不好，也不是因为他们体内需要的营养跟不上去，而是因为他们常年置身在竞争激烈的生存环境中，脑力消耗太大

的缘故。

在我们做出这个标题的时候，一定会得罪许多富裕阶层的先生和女士，因为他们会错误地认为，我们这句话暗含着不可明言的"仇富心态"。而其实，这句话的本意并非是诅咒经商的人得病或者早亡，而是提醒这些人在追逐财富的过程中应比常人更加关注自己的身体健康，特别是在成败得失面前，不仅要把它看做是一件平常事，而且在工作中更要比常人注意劳逸结合，只有这样才能够使自己在人生道路上达到既有健康身体，又能创造更多财富的目的。

商人整日奔波在商场上中，劳累和辛苦只是一种人人都能看到的表面现象，其实这些人最劳累的不是他们的身体，而是他们的心神。原因是商场上到处都存在着许多变数，很多事情不是我们在书中所看到的那样，只要机遇抓住了、资金到位了、操作得法了、同心协作了，剩下的就是成功了。

其实，这都是外行人的话。真正的业内人士都知道，一件事情从谋划到成功，中间不知要经历多少鲜为人知的磨难。这些磨难，有的是他们能够用语言说清楚的，有的是他们根本就说不清楚的；有的是他们事先能够想到的，但更多的是他们事先根本无法想到的。但不管是他们能够说出来的还是不能够说出来的，不管是他们事先能够想到的，还是他们事先不能够想到的，他们都要去面对。

特别是当各种各样的利益矛盾和各种各样的人际关系交织在一起的时候，只要他们在处理方法上稍有不当，就可能导致自己所有的谋划全部功亏一篑。所以，每一笔业务的成交，不管是大是小，都凝聚了他们的全部心神！

因此说，商人的寿命之所以短，并非是因为他们的身体素质不好，更不是因为他们体内需要的营养跟不上，而是因为他们的能量消耗太大所造成的。其原因是他们常年置身在竞争激烈的生存环境中，情绪太难稳定了，特别是当一笔业务到了成败得失的关键时刻，他们常常是食不甘味、夜不能眠，这样整天置身在你死我活的生存环境中，哪怕是铁打的身子也很难达到健康长寿的目的。

凡懂点医学常识的人都知道，脑力劳动与体力劳动比起来，脑力劳动对体能的消耗不知要比体力劳动大多少倍！一个人可以因为体力劳累过度而倒头睡去，甚至叫都叫不醒，而一个脑力劳动过度的人往往不是倒头就睡，而是更加难以入眠，其中的原因就是，人的身体虽然休息下来了，但人的大脑却依然处在亢奋或者苦恼之中，这种在休息状态下还依然劳动着的"劳动"，不仅继续消耗着体内的能量，而且比正常工作时的消耗还要大。

勤奋工作的商贸人员以及业绩辉煌的企业家，由于经常会强迫自己将精力高度集中到工作中去，往往会导致体内分泌出过量的多巴胺或者多巴胺的分泌量不足。在人体中，多巴胺是一种神经性传导物质，它不仅左右着人们的行为，而且还是一个信号兵，不断地将大脑的命令传递到我们身体的各个部位和器官。一旦这种多巴胺的分泌量不足，大脑的各种信号就无法正确地传递到肢体，这个时候，我们执行的所有命令有可能都是错误的，或者表现为漫无目的、不受任何控制的一些动作（最典型的帕金森病人的四肢颤抖及僵直动作，就是体内多巴胺分泌量不足的具体表现）；而这种多巴胺一旦分泌过量，就会产生大量的活性氧，对人体带来副作用，久而久之，不仅会破坏人体内的荷尔蒙平衡，而且很容易导致人体内各个器官的有机联动，人类80%以上疾病的发生都与它有着直接或间接的关联。

因此说，一个人想取得成功虽然可以理解，想出人头地也无可厚非，但在向理想目标奋斗的过程中必须把工作安排在一个适量的程度上。特别是一些脑力劳动者，当脑力劳动过度造成精神疲惫的时候，该放下的事情就应该放下，该休息的时候就必须休息，如果一遇到工作就废寝忘食，或者工作一忙起来就通宵达旦，这样，你尽管可以赢得成功，但却必须付出健康或是生命的代价。

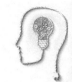

5　为什么文人会比较长寿

> 文人长寿的秘诀是，他们虽然很少参加剧烈的运动，也很少参与过多的社会竞争，但他们却能够以自己有限的精力去干力所能及的事情。因此，愉快的心境常常使他们更容易赢得健康。

在日常生活中，我们难免会看到这样一种奇怪现象：体育运动员天天锻炼身体，而且风雨无阻，但却常常不能够长寿，而一些看似弱不禁风的文人整天游来晃去，却常常能够长命百岁，这是为什么呢？

从表象上看，运动员的健壮是无与伦比的——茁壮的身材、结实的肌肉、充沛的活力，无处不是令人羡慕的地方，但不管是篮球运动员、足球运动员还是棒球运动员、田径运动员等等，没有一个人在60岁以后还能够活跃在运动场上的，而且大多数人退役后都是遍体鳞伤。

从竞技的角度上讲，是因为他们在接受某种技能训练时，活动量超越了他们身体所能够承受的极限，这种极限虽然使他们身上的肌肉得到了充分锻炼，但从一个人长寿的角度上来讲，超强度的锻炼不仅没有给他们的身体带来有益的帮助，反而会破坏一个人健康长寿的基础——骨骼系统、神经系统、内分泌系统，使之严重受损。

文人长寿的秘诀也正在于此。他们虽然很少参加剧烈的运动，也不参与过多的社会竞争，但他们却能够以自己有限的精力去干好力所能及的事情。虽然这种四平八稳的生活中缺少了某种成功或失败的刺激，但他们却赢得了平静。这种平静的心态，使他们体内的所有器官都是在一种安然有序的状态下工作的，所以任何疾病都难以"插足"进来。

从另一个角度讲，文人一般都有幻想的嗜好，而作为幻想，它带给人的常常不是自己不喜欢的东西，而是那些自己十分喜欢但在现实生活中却无法实现的东西。于是，通过幻想来满足一下自己的心理渴望，或者让自己暂时得到某种心理上的一个满足，反而成了这些人生活中的一种精神食粮。而这种精神上的极大满足虽然不能够给他们提供多么大的物质力量，却能够给他们带来极大的精神享受。所以，在一个物质财富基本上满足了人类需要的社会环境中，这种精神享受赋予人体健康的支持要远远大于物质财富的支持。所以，他们才快乐、才健康、才长寿。

职业棒球运动员40岁以后就很难再有出色表现，相扑运动员

30岁以后几乎全部退役，女马拉松运动员几乎都出现过月经紊乱，男马拉松运动员中不少人的精液中精子稀少……许许多多的事例都在表明，超过身体极限的剧烈运动不仅不能给人的身体健康带来帮助，反而更容易摧残人的身体健康。

许多科学家经过大量的实验以后，得出了运动与寿命的数据：生命本身需要的运动量，不是竞技运动员那样的超负荷运动，而是基本上能够满足身体需要的那种运动。这种运动，只要一个人不存在行动障碍就能够达到。譬如走路、骑自行车、打打太极拳等等，都是很好的健身方法。许多寺院中的高僧，他们一生中的大多数时间都是坐在莲花台前颂经唱辞，很少去参加什么剧烈运动，但这些人一生中却很少生病，其根本原因并非是他们长期食素的结果，而是由于他们那种与世无争的心态。这种心态，不仅使他们的大脑长年处在一种自我满足的情绪中，而且也把他们的身体塑造成了百病不侵的金刚之身。

文人长寿的原因也在于此，他们的工作虽然有时也很紧张，但这些紧张都活跃在他们的脑细胞中；他们的脑力消耗虽然也很大，但这些消耗激发的都是他们体内最活跃的有益细胞。所以，在这些人体内的有益细胞和有害细胞之间，占上风的永远都是那些有益于人体健康的荷尔蒙。

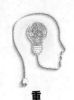

由此可见，人类的健康与长寿与大脑有着极其密切的关联。因此，人类围绕着如何让大脑保持年轻提出了许多行之有效的方法，譬如让自己经常动动脑筋，每天让大脑去思考一些问题，或者通过学英语、学书法、读书等方法来提升脑细胞的活力等等。

应该说，这些方法对于脑细胞的活跃都是有极大帮助的。但有一点需要特别指出的是，并非所有的思维活动都能够对人的大脑带来好处，特别是那些令人不愉快的思维活动，不仅不能够给人带来好心情，反而会给人的大脑带来更为沉重的思想负担，这的确是许多人始料不及的。

如何避免人的思维活动走向"歧途"，如何把我们的思维活动带向愉快的联想，这就是我们出版这本书的目的：如何让大脑年轻。

6 是什么原因使他的肝癌不治而愈

据最新的医学研究发现，在人的免疫系统中，有一种能够发挥重要作用的白血球细胞——NK细胞，这种细胞不仅能够维护人体健康，而且还可以有效地杀死癌细胞。

癌病作为人类健康的最大敌人之一，没有人不害怕患上这种疾

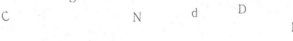
病，然而十多年前，在我国的南方地区却曾经发生过这样一个"肝癌不治而愈"的真实故事——

故事的主人公是一位近80岁的农村老汉，一天晚上，这位老汉因为他的小儿媳妇经常无故惹他生气，突然感到胸口以及全身各个部位都不舒服起来，并伴有难忍的疼痛。两个儿子赶紧叫救护车把他拉到医院去检查。不一会儿，检查结果便出来了：肝癌后期。医生告诉他的两个儿子："准备后事吧，最多有3个月的活头儿。"

两个儿子非常孝顺，听了后心里自然非常难过，老人也猜到自己一定是得了什么大病，但儿子们都不说，于是就去问医生，得知了自己的病情以后，就对两个儿子说："这样吧，我都这么大岁数了，就是死也没有什么可遗憾的了，唯一的遗憾是我至今还没有出过远门去旅游旅游，你们两个呢，也不必难过，这样，你们把为我准备后事的钱和看病的钱都给我，你们也不用管我，让我自己出去旅游一圈，死到哪儿算哪儿，哪里黄土不埋人呢？"

两个儿子自然不肯，但是禁不住老人的一再坚持，实在无可奈何，两个儿子只好依了他，就给了他钱，小儿媳妇心里愧疚，也连夜为老人赶制了一个褡裢，把自家地里种的生花生满满地给老人装了一袋子，这些新花生过去老人一粒也舍不得吃，都是留着榨油吃的，现在小儿媳妇为他准备了一个褡裢让他挎在身上，也算是她想对老人尽的最后一点孝心吧。

　　老人出发了，沿着村边的黄河往上游走，每天也不求自己走多远，走累了就闭上眼睛躺在黄河边上歇息一会儿，渴了就喝点儿黄河水，有时黄河水太浑浊，他就舀出来澄清了再喝，饿了就剥几粒生花生米吃，什么野菜、黄河鲤鱼，逮着什么吃什么。因为他早已将生死置之度外，所以一闲下来时，脑子里什么高兴就想什么，想唱什么乡曲就唱几句，无忧无虑，美若神仙……

　　就这样一年一年过去了，儿子和儿媳妇都以为老人一定是死在外地了，整天思念不已。谁知过了五六年光景，老人突然回来了，不仅没有死，而且满头的白发也变成了黑发，特别是那种精神气儿，看起来简直比他的两个儿子还年轻！再到医院一检查，什么肝癌？根本就不存在了，他的神奇康复在当地流传甚广，就连当初为他做诊断检查的医生也惊奇不已。——这位老人已经90多岁了，至今还活着。

　　是什么原因让一个患了晚期肝癌的老人能够起死回生呢？

　　有人说他在外面一定是遇到了什么活神仙，给了他起死回生的仙丹妙药，这当然是无稽之谈。有点医学知识的人分析，老人的起死回生一定与他吃的生花生、野菜、鲤鱼以及喝没有加漂白粉的黄河水有关，或者他在无意中吃了什么可以抗癌的中草药，尽管我们

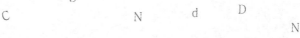

的当代医学目前还无法对他的康复做出一个科学而又合理的解释，但有一点是可以肯定的，他的康复不是药物治疗的结果。

严格说来，人体内本来就具有应对各种疾病的防御机能，这些机能之所以不能够正常发挥出来，多半原因是由于我们不科学的思维方式和生活方式引起的。

据最新的医学研究发现，在人的免疫系统中，有一种能够发挥重要作用的白血球细胞叫NK细胞，不仅能够维护人体的健康，而且还可以有效地杀死癌细胞。其表现形态是，NK细胞可以分泌出一种叫作"帕氟啉"的物质，这种物质能在癌细胞上穿一个洞，然后灌进水分和盐分，几分钟内就可以把癌细胞杀死。

从这位不治而愈的肝癌老人身上，我们不难发现这样三个值得关注的地方：

（1）饮食。不管是他吃的是花生米还是黄河鲤鱼、野菜等等，不仅没有污染，而且都含有丰富的氨基酸。特别是花生，不仅营养丰富，而且营养全面，含有脂肪、氨基酸、卵磷脂、淀粉、维生素及多种微量元素等，其中蛋白质的含量不亚于鸡蛋、牛奶，并且很容易被人体吸收，在食物界有"植物肉""绿色牛乳"之称。同时，花生中所含的脂溶性维生素E还与生育能力和长寿关系密切，并且可以预防肿瘤、治疗动脉粥样硬化、心脑血管等疾病。

重塑你的大脑 chongsu ni de **danao**

（2）饮水。黄河水虽然在人的眼睛中是浑浊的，但却没有我们日常饮用水中的漂白粉。在医学原理中，在自来水中加入适量的漂白粉是为了消灭原水中的有害菌、提高饮用水的安全性，但如果长期饮用却很容易留下隐患，因为在自来水加入漂白粉的消毒过程中会诱发新的化学反应，长期依赖它来抗击细菌的侵袭，不仅不利于健康，有时还可能产生致癌物。

（3）愉快地行走。在后面的章节中我们将向你介绍，在行走中进行愉快的冥想，是激发体内分泌有益荷尔蒙的最有效方法。因为这位老人知道自己身患绝症，已经无药可治，所以不仅早已把生死置之度外，而且还能够有效地利用属于自己不多的时间来放纵心情，让身心充分享受大自然的阳光、空气、雨露、风霜，这种貌似漫不经心的享受生命恰恰顺应了人体内防御机制在对抗疾病时需要的最有力支持。所以，他在享受生命最后时刻的有效时间里不仅赢得了生命，而且也赢得了健康。

总而言之，每个人一生中都时刻面对着两股力量，一股是导致人体产生疾病的力量，统称为压力；另一股是使人体获得健康的力量，统称为生命力。这两股力量的大小与均衡，决定了一个人生命的状况。所以，一个人要想健康长寿，就必须学会两点：一是如何正确释放压力，二是如何不断增强生命力。

STOP

7 测试：这些关键词你都记住了吗

（1）世界上所有脊椎动物的寿命，都是以它的大脑发育期停止后的年龄再乘以5来计算的，这是所有脊椎动物的正常寿命。人的大脑发育期是在25岁停止的，所以，人的正常寿命应该是25×5=125岁。

（2）人之所以生病，首先是因为我们思想上缺位"人不应该生病"的意识；其次是由于我们的生活方式不当引起的，譬如饮食过饱、过量、偏食及化学物质的影响都会缩短人的生命。

（3）人类健康真正需要的生存环境，不是一个没有细菌的真空，而是一个与恒有菌友好合作的环境。这种环境，仅仅靠物质的有效治理远远不够，更重要的是我们必须要有一个平静的心态。

（4）商人之所以寿命比较短，是因为他们常年置身在一个竞争激烈的社会环境中，身心透支太大了，所以这些人虽然常常能够赢得财富，但却往往要付出健康与生命的代价。

（5）文人之所以寿命比较长，是因为他们从事的工作往往远离竞争激烈的社会现场，再加上文人一般都富有想象力，所以愉快的心境常常会使他们更容易赢得健康。

（6）人体内本来就具有应对各种疾病的防御机能，这些机能之所以不能够正常发挥出来，多半原因是由于我们不科学的思维方式和生活方式引起的。

第二章

精神紧张是万病之源

1 抹不掉的"童年记忆"

大脑的"童年记忆"是一种很可怕的东西，特别是那些给自己脑海中留下了深刻记忆的往事，一旦不能尽快摆脱它的影响，就会使人在今后的为人处世中形成一种思维定势。

有这样一则故事：

一个15岁的男孩子跟爸爸一起到农村老家去玩。清晨，见爷爷牵着一匹高头大马从牲口棚里走出来，把它拴在院子里一根细细的、矮矮的木桩上，然后就放心大胆地去干其他事情了。

男孩子着急地说："爷爷，不行不行，这样马会跑掉的。"

爷爷慈祥而又肯定地说："放心吧，孩子，马是不会跑掉的。"

男孩子疑惑地问："不会吧？这么细小的木桩，这么高大的马，它只要打一个响鼻就可以把木桩拔出来。"

爷爷蹲下身子，摸着孩子的头，和蔼而又自信地说："孩子，我告诉你啊，这匹马还在很小的时候就开始在这根小木桩上拴了。刚开始的时候，它总是不肯老老实实地呆着，刨蹄子，打响鼻，不断撒欢，企图把小木桩拔出来。可是那时候这匹小马驹的力气还小，根本就没有力气把这个小木桩拔起来，所以它折腾了一段时间之后，看看不能如愿，就慢慢失去勇气，再也不折腾了。后来它虽然长大了，个子也长高了，力气也大了，但却永远没有了拔起这根小木桩的勇气。于是，这根小小的木桩就永远地把这匹大马给镇住了。"

男孩子眨巴着眼睛好奇地说："是吗，爷爷？"

爷爷笑了："当然了，孩子。有一回我给它喂草，故意把一些草放在它够不着的地方，想试一试它会不会挣脱小木桩的束缚去吃远处的草，当时只要它一伸脖子，这根小木桩就会被它拔出来，可是它没有，吃完了身边的草后，只是看着远处的草打了两个响鼻，然后就耷拉着脑袋，卧在地上休息了。你看，这马多乖啊。"

男孩子看着细小的木桩和那匹高头大马，陷入了沉思之中。

经验告诉我们，并不是这根小小的木桩拴住了马的行为，而是这根小小的木桩在这匹马的童年记忆里形成了一种"自己根本无力挣脱"的思维局限和心理牢笼，从而限制住了马的勇气和行动。确切地说，这种思维惯性在大脑中形成的枷锁往往比真实的枷锁更可怕。

人类的健康与长寿也是如此，当人们习惯于把"七十八十古来稀"这句俗语设定为生命极限的时候，也就在自觉不自觉中放弃了对更长寿命的追求，特别是当一个人进入了这个年龄段以后，往往就很容易地承认自己已经走到了生命的尽头，儿女们也常常容易产生"无能为力"的感叹。于是，医生、患者、家人在一些大病面前会不约而同地放弃继续尽心尽力的治疗，而任凭可恶的"童年记忆"把人类寿命缩短50年。

这不是制造悬念，也不是夸大其词，而是一个事实。美国科学家在1973年~1998年曾经就人的死亡日期做过这样一个调查：调查对象是21万美籍华人（含美籍日本人）和4700万美国土著白人。调查结果发现，在每个月的4日，美籍华人和日本人的死亡人数都比其他日子高出许多，其中死于慢性心脏病的人数会比平时高出13%！而美国白人的死亡率却与平时没有多大差别。

这种差异自然引起了美国科学家的极大兴趣，他们在经过了许多认真的研究和分析之后才发现：在美籍华人和日本人心目中，始终有"4"与"死"谐音相同的不祥心理暗示，所以一到这个日子，患有较大疾病的东方人心理上就会产生一种莫名其妙的紧张，脑海中始终有一个"大限已到"的阴影挥之不去。虽然他们也承认这是一种封建迷信的邪说，也知道"4"与"死"是根本风马牛不相及的事情，但古老文化的"童年记忆"却始终不能让他们把这种封建文化的糟粕从脑海中剔去，于是，这些人便在这种心理暗示的阴影下无辜断送了自己的生命。

大脑决定健康，这本来是个早已被科学证明了的事实，然而在有些人的心目中，却始终片面地认为大脑只是一个智力宝库，它可以为人类的事业成功贡献出许许多多智慧，但却与人类的健康与长寿没有多大关联。这种错误的认识，不仅是对健康与长寿知识的无知，而且是对人类生命价值的无视。

今天，当人类把健康与长寿作为一个重大的社会课题来探讨的时候，如果放弃了对大脑价值的重新认定，无异于"缘木求鱼"！因此，有些科学家把这种"离开大脑谈健康"的思维方式就叫作"自我设陷"，因为它不仅局限了人类的思维，更重要的是它封闭了人类的想象空间。

2 天安门能"治病"

庸医害人，这已是个不争的事实，再加上目前有些医院仅仅是为了本部门的利益，很不负责任地把人的小病说成大病，把没病说成有病。如不小心，是会出人命的。

若干年前，一位38岁的东北人有一天突然感到肝区有点儿不舒服，就去医院做B超检查，医生告诉他："不得了！你的肝脏上长了一个癌瘤，已经7公分大了，恐怕已经转移了，不能治了。"

东北人一听脸色顿时苍白如纸，腿一软，扑通便瘫在地上，再也站不起来了。好不容易在他人的帮助下回到家中，他躺在床上，一宿没睡，脑子一直都在想，孩子今年才刚刚8岁，自己死了以后，孩子谁来抚养呢？越想越凄惨，越想越绝望，越想越觉得自己的肝区疼不可忍，天不亮就跑到厂医务所，想求得治疗，不料医务所的大夫对他说："你这是肝癌晚期，我也没有办法，不过你也应该想开点儿，以后想吃点什么就吃点什么、喜欢玩点什么就玩点什么吧，反正也没有多少时间了，何必再继续为难自己呢。"

东北人一下子绝望了！半个月后，他已经瘦得皮包骨头。一天，工会主席来看他，问他："反正已经这样了，说吧，你还有什么最后的要求，尽管提出来，只要我能够满足你的，我马上答应。"

东北人说："我呢，也没什么特殊要求，唯一的遗憾是我这辈子没见过天安门，如果我能够到北京去看看天安门，就死而无憾了。"

工会主席很痛快地答应了："行。那我就让你去北京看看天安门。"

"可是我动不了，起不来，上不了火车。"

"没事。我找4个小伙子用担架抬着你走。"

就这样，一行6人来到了北京。看完了天安门，正准备要回去，有人说，既然已经到了北京，我们为什么不请北京的专家再看看呢。大家一想也有道理，于是他们就来到北京的一家大医院，一位老教授亲自接的诊，又专门为他做了B超，等检查完后，老教授问他："你得的是什么病？"

"肝癌。"

"谁说的？"

"我们那儿的医生说的。"

"胡说！你得的是肝囊肿，根本就不是什么肝癌。这是一种很普通的病，根本不可能对人的生命构成威胁。你还躺在担架上干什么，起来，别把自己弄得真像个病人似的，其实你什么病都没有！"

东北人问："可我们那儿的医院也是做的B超，说我得的是肝癌。"

老教授说："这种情况我见得多了，许多地方医院都把它错判为肝癌，其实它只是一个囊肿而已。我现在就给你出证明，你放心吧，如果我诊断错了，我负责！"

"可我的肝区疼得厉害呀。"

"你是被吓的！我问你，现在还疼不疼了？"

东北人揉了揉肝区，说："好像不疼了。"

"那不就得了。"

东北人一下子跳起来，6个人到饭馆狠狠撮了一顿，又说又笑又唱地回家上班了。

后来每当人们说起此事时，都有点后怕——幸亏他在自己被判了"死刑"以后想到去看看天安门，否则，他也许早就被火化成灰了。

庸医害人，这已是个历史的老话题，但从这个东北人身上的疼痛感来说却一定是真实存在的。为什么一个人本来没有病，却反而能够产生出疼痛的感觉呢？这就是我们要说的，是人身上的神经系统在作怪。

严格说来，动物与植物的本质区别，就是植物没有神经系统，而动物身上的神经系统不仅十分细密，而且十分敏感。这些神经系统像一块高度密集的电路板一样布满我们全身的每一个角落，不管是一个人的身体受到伤害时，还是意识上产生了被伤害的感觉时，这些神经都会向大脑传递出一种信息，或者是疼痛，或者是一种不舒服的感觉。

人作为一种高级动物，区别于其他动物的地方虽然很多，但最为本质的区别是，在他面对一些问题时，不仅仅能够利用自己的直觉思维去判断，而且还可以发动自己的理性思维和灵动思维去认定，如果这种认定给一个人带来的结果是兴奋的，那么这个人的神经系统此时一定是激昂的、亢奋的、愉悦的，即便这个人身体上暂时有一点什么小小的不舒服，这时也会忘得一干二净；如果这种认定给一个人带来的结果是苦恼，那么这个人身上的神经系统此时一定是颓废的、压抑的、痛苦的，这时，即便这个人身上一点毛病都没有，他照样也会感觉到浑身的不舒服。此时一旦再有人暗示他或明示他得了什么病，他一定会深信不疑。

因此，与其说人是活在一个物质环境中，不如说是活在一个情

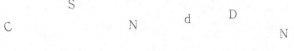

绪环境中，一个人要想活得愉快，并非只有物质财富才能提供，知足常乐也同样可以使我们笑口常开。

但因为世态变化无常，世事又常在变化中，所以每个人情绪的好坏不仅受此时此景的局限，而且也受变化无常的影响，我们之所以提出"大脑决定健康"这一生命主张，其实就是想告诉大家：虽然我们无力改变环境，但我们可以改变自己的心情；有些事情虽然可以把我们逼得走投无路，但我们依然可以露出笑容。

3 算命先生说我能活88岁

人体中本来就具有应对各种疾病的防御机能，但因为我们不能把它很好地挖掘出来，所以才使得人类常常会受到疾病的困扰与折磨。

早时侯有位农村妇女刚刚50岁就得了一种奇怪的病，两年多来，请遍了远城近郊的名医，吃尽了难尽其详的草药，但却始终不见好转，不仅越来越面黄肌瘦，而且病势越来越严重，眼看着就要奄奄一息了，家里人只好把她的寿衣也准备在了床前，只等她咽了这口气，就可以送她入土为安了。

这一天，村里来了一个算命先生，在村巷里敲着梆子招徕人算

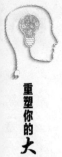

卦。病妇的儿子是个孝子，听到梆子声以后就把算命先生请到了家中，想让他来给母亲算一卦，看看老人家的寿命是不是到头了。

算命先生进来后，先在床前看了看病妇，而后又掐着指头算了半天，说："她根本不会死，也不可能死，因为她的寿命还长着呢，她应该活88岁。"

家人问："可是她已经7天7夜没吃东西了，人不吃东西怎么行呢，你看我们现在应该怎么办？"

算命先生说："听我的，从现在开始，每天只给她嘴边喂点水，其他什么东西、什么药也不要让她吃了，一切等她醒过来了以后再说。"说完就走了。

一家人虽然半信半疑，但时至今日也没有其他任何办法了。算卦先生走后，只好按照他的嘱咐行事。

没想到的是，自从算卦先生来过之后，这位病妇果然一天一天地苏醒过来，先是能睁开眼睛，后是能开口说话，接着又开始渐渐进食，慢慢地竟然能够下地走动了半年过后，其不仅恢复了健康，而且还像从前一样下地干活儿了。这样，她一直健康地活到85岁才离开人间。虽然离那个算命先生所说的88岁还少了3年，可她已经很知足很知足了。

于是，那个曾经给这位农妇断过寿命的算卦先生便成了这个地区威名远播的活神仙，找他算卦的人越来越多，直到他逝世的前一天，他家门口找他算卦的人还排着长队呢。

但问起这个农妇起死回生的经历时，她却说出了这样一段话："我当时虽然迷迷糊糊的，不能睁眼，不能说话，不能喝水，不能吃饭，但我的耳朵还能听见人说话，一听见他(算命先生)说我的寿命还长着呢，能活88岁，我的身上突然像来了精神，后脑勺热乎乎的，而后这股热乎乎的东西就像一股热流一样顺着我的身子到处流去，接下来我就慢慢醒过来了。"

在这里，我们不能不首先对这位已故的算命先生说一句：你的确是个活神仙！因为你比我们现代人还较早地掌握了精神疗治法。

从这位病妇的口述中我们不难了解到，她当时虽然已经被疾病折磨得奄奄一息，但她的意识还一直处在清醒的状态中，虽然她也知道死神的令牌无人能够抗拒，但人在临死前爆发出来的求生欲望却不是任何人都能体会到的！她从前之所以不能够奋起反抗，并非是她不想反抗，而是她找不到反抗的理由，因为两年多来，一家人为了治好她的病，该花的钱也花了、该吃的药也吃了，该请的医生也请了，夫亲子敬、女孝媳贤，没有一个地方能够构成她不对疾病低头的理由。也许人到了这个时候，才开始把生还的唯一希望寄托在神和命的身上，于是，当她听到算命先生准确无误地说她不会死，应该活到88岁时，这位病妇身上的求生烈火才瞬间爆发出来，最后终于吓跑了死神。

这位活神仙的高深之处，就在于他知道这位病妇已经病了两年多，虽然至今都不能痊愈，但他敢断定其得的一定不是什么要命的恶病，否则的话她早就一命归西了，目前的身体状况之所以貌似病入膏肓，其实用中医的话说就是"因虚致病"，而不是"因病致虚"，所以他才敢断言："她不会死！"至于这位老太太的88岁寿命之说，也无非是一种精神支持而已。

其实，这种"通过算命来起死回生"的情景在我国古代不仅在这位农妇身上出现过，而且在许许多多的病人身上都曾经出现过，只不过在那个科学还不发达的时代，任何人也无法给它一个科学而又合理的解释，最后只好把它归属于"宿命论"的范畴。但在今天，我们可以毫不犹豫地告诉大家：这个农妇当时后脑勺的一阵发热，就是她体内的内分泌系统发生了急剧变化的结果。主导这种结果的根源，是一个人强烈的求生意识，特别是当一个人在绝望中突然看到了一丝生命的曙光时，体内的荷尔蒙分泌就会像突然间被揭开了盖子的喷泉一样顿时发射出飞天的水箭——而且这时候人体内激发出来的荷尔蒙80%都是有益于人体健康的荷尔蒙。

也许有人怀疑荷尔蒙为什么会有这样大的威力，其实荷尔蒙的威力还远不止这些，对于荷尔蒙的概念、价值、作用、意义，我们将在以后的章节中一一介绍，在这里我们只想告诉大家，科学家经过了半个多世纪的研究才发现，人的大脑内存在着一种电波，这种电波和心脏的跳动一样，会随着一定的频率而发生震动，如果我们能够有效地调节这种震动，就可以使它对人体健康发挥出非凡的作用。

4 精神紧张有害健康吗

人在发怒的时候会感到精神紧张，于是大脑内就会分泌出一种叫作"去甲肾上腺素"的物质。这种物质的毒性仅次于自然界的毒蛇，虽然分泌量极其微量，但如果长期处于这种状态就会导致人生出许多疾病来。

精神紧张有害健康，这已是个不争的事实。

一位科学家曾经做过一个著名的老鼠致癌实验：他把20只小白鼠分成两组，一组喂养在一个十分安静的环境中，一组喂养在一个噪音喧嚣的环境中，而后在喂养的食物中都投入了等量一致的致癌物。4个月过后，喂养在安静环境中的10只小白鼠发病率仅为10%，而喂养在喧嚣环境中的10只小白鼠发病率竟高达50%！——这一实验结果充分表明，精神状态与身体健康有着多么紧密的关联！

还有这样一则故事，在很久以前，有一家人请了一个帮工，他既诚实又勤奋，整天把主人家的全部家务活儿都安排得井井有条，深得主人喜欢，主人想多给他一些钱，可又找不到一个合适的理由，于是就想到了一个主意，在一个雨季过后晒粮食的时候，主人在粮仓里放了一锭银子，希望这位帮工在晒粮食的时候把它"捡走"。

粮食晒完了，银子也被这个帮工"捡"走了，一切都平平安安，主人很高兴，认为这个帮工以后会更加努力地工作。但没想到事情却恰恰相反，这位帮工自从"捡"到这锭银子之后，不仅不像从前那样勤快能干了，反而整天丢三落四，不仅每天干不了多少事情，还日渐消瘦下来。

原来，这位老实的帮工在捡到钱以后，时时处在精神十分紧张的状态中，每天都在进行着思想斗争，到底是把钱还给主人呢，还是据为己有？主人本来是好意，没想到这位帮工却逐渐由心病转成了身病，整天魂不守舍，吃不下，喝不下，睡不着，不是觉得主人在偷偷观察他，就是觉得主人已经发现了他，后来居然一下子病倒了。开始主人还不知道是怎么回事，后来从这位帮工的只言片语中渐渐分析出了其中的原委，又巧妙地把钱要了回来，这位帮工才从高度的精神紧张中解放出来，如释重负，从此后又恢复了原来的样子。

据最新的医学研究发现，人在发怒或者焦虑的时候，人的大脑神经就会产生莫名其妙的紧张感，于是，人的大脑内就会分泌出一种叫做"去甲肾上腺素"的物质，这种物质的毒性仅次于自然界的毒蛇，虽然它的分泌量极其微量，但对人的身体伤害极大，一个人的精神如果长期处于这种状态，就会导致人生出许多疾病来。

严格说来，人类疾病的80%都是由情绪带来的。这个结论也许会引起众多西医医生的反感，因为他们会质问你，人因为受风着凉会引起感冒、发烧、咳嗽，因为饮食不卫生引起肝炎、胃炎、肠道炎，因为工作劳累而引起心脑血管病、高血压、糖尿病等等，难道它们都是情绪带来的吗？

我们的回答是：是的，这些疾病都是由于不良情绪带来的。因为同样的问题我们也可以用同样的方式反问对方：在同一环境中受风着凉的肯定不止他一人，在食用同一种食品时也不可能只有他一人，在同一工作环境中工作的更不会只有他一人，那为什么其他的人不得病，而仅仅是他或他们几个人得病了呢？

当然，你可以解释为，是因为他们的身体素质太差、抗病毒能力太弱的缘故。但如果我们再继续问：他们的身体素质为什么这么差，抗病毒能力为什么这么弱呢？你可以回答，是因为他们的饮食营养跟不上去，或者他们的工作压力太大。但请你不要忘了，经常得病的人不仅仅是那些吃不上、喝不上、营养不良的穷人，也不仅仅是那些劳动强度太大的人，那些家拥亿资或整天游手好闲的人也不在少数。

所以，在我们寻找人类健康长寿根源的时候，请不要用抬杠的方式进行，也不要用以偏概全的观点争论不休，真正科学的方法，是我们用什么样的理由来证明某种观点的可行性。

在我们提出"大脑决定健康"这个论断之前，不仅请教过许多著名的医学专家，而且还查阅过许多有关人类疾病形成的古籍学说，虽然大家在对待人类健康的问题上各有见地，但在"不良情绪会招徕许多疾病"这个问题上却是惊人地一致。

5 心灵美的人就能长寿吗

一个人要想使体内不断分泌出好的荷尔蒙来，仅仅靠体内的食物支持是远远不够的，更重要的是要靠人的思想境界支持。这种支持虽然貌似无影无踪，但它的作用要远

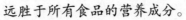
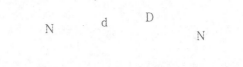
远胜于所有食品的营养成分。

我们的回答是肯定的，心灵美的人一般都比较长寿。

在我们以科学的道理来阐释心灵美与健康长寿的关系之前，先让我们给大家讲一个丑姑娘的真实故事。

在很久以前，欧洲东部有户人家生了一个丑姑娘，凡是见到过她的人都说，世界上恐怕再也找不到比她更丑的姑娘了！听说这个丑姑娘刚刚生下来的时候，就连接生婆也差点被吓死。其长大后更是人见人怕，就连一些亲戚也都躲着她，轻易不和她见面，全村的大人小孩更别提了，有时走路路过她家的门口，都要想方设法绕开，唯恐一不小心遇到了她，晚上睡觉时做噩梦。这样一个丑姑娘，自然更不会有人去爱她了。

只有她的妈妈始终没有嫌弃过她，可是妈妈再好也不能跟她一辈子呀，在她还没有成年的时候，唯一不嫌弃她的母亲也去世了，把她一个人孤零零地扔在了这个世界上。她也知道自己长得丑，所以从来不走出院门一步，唯一能做的事情和能去的地方就是整日躲在母亲开辟的那个不大的花园里摆弄花草。

她就这样默默地活着，整日和美丽的花朵为伴，时间一长，她也逐渐接受了自己长得丑这个现实，心情慢慢好了起来。直到有一天人们惊奇地发现，她的花园里开出了很多漂亮的花，想去找她买，又怕看到她那个怕人的长相。开始人们还极力克制着自己想买花的欲望，但时间长了，也就顾不了那么多了。于是有人不顾她的长相来买她的花，可是她没有收钱，而是把花白白地送给了那些前来讨花的人。

一年又一年地过去了，谁也不知道她到底送出了多少美丽的花。渐渐地，人们完全忘记了她的丑陋，仿佛她和她的花一样美丽，纷纷到她这里来讨花。有一天，当有人再来这里向她讨花时，却突然不见了她的身影，她能到哪里去呢？因为她从来没有走出过这个花园呀！当人们穿过花园来到她常年居住的那间房子里找到她时，却意外地发现她早已经安详地去世了。人们在怀念她的同时，也才开始想起她的年龄来，当人们问及村里一位70多岁的长者时，他说他父亲很小的时候，村里的人就开始经常向她讨花了。

这个心灵美好的丑女到底多少岁了，村里的人谁也不清楚，但促使她能够长寿的秘诀我们却不难得知，那就是崇尚美好，与花为伴、与世无争、坦然面世。

心灵美的人之所以长寿，一个很重要的因素就是这些人没有心理负担。

心理负担并非都是来自生活的艰辛、工作的重压、身体的残疾以及竞争中的失败等等，最可怕的心理负担就来自于一个人的阴暗心理。

对于"阴暗心理"的解释，通常有两个方面：

一是指有些人为了谋求成功而采取的不正当手段。凡是使用不正当手段的人，往往都是因为受到某种刺激之后产生了极其强烈的报复心理。这种报复心理，有的是针对整个社会，有的是针对某一个人，有的是针对某一件事，但不管针对什么，他们的目标性都十分明确，而且不达目的誓不罢休！为了实现自己的心愿，他们可以不要尊严、不畏艰辛、不择手段，而至于道德、道义、友谊、亲情、善良、忠诚……在这些人眼中统统都是些不屑一顾的东西。虽然他们也知道自己的所作所为被人所不齿，也知道许多人在自己的背后指指戳戳，但狭隘的报复心理已经使他们没有了理性，因为在这些人的心目中，积满的都是仇恨和命运对他的不公平！——这种阴暗心理，当事人是绝对不会向人言的，因为他比任何人都更加清楚自己的卑鄙无耻！

二是指这些人在达到了自己的目的之后产生的愧疚心理，也包括失败之后或年龄较大之后的良心发现。确切地说，不管多么邪恶的人，都难免有他善良的一面，特别是当一个人进入老年阶段以后，"老年方知少年非"的感叹会时时从心底油然而升。回忆起自己当年的种种不良行为，尤其是为了实现自己的成功致人于死地或破产、家破人亡的罪恶行径，更会使他想起来便昼夜难眠。——在这种自相矛盾的心理折磨下，一个人又怎么能够长寿呢。

成功需要拼搏，生活离不开争斗，这是人生必须要经历的一种体验。但不管什么样的拼搏与争斗，都不能离开人性与道德的支持，否则必将会受到命运的惩罚。

所以，一个人不管是因为境况不好想改变自己的命运，还是因为遭遇了意外的打击想改变事态的发展，都必须抱着一种积极向上的生活态度，保持好自己精神饱满的乐观情绪，只有这样，你的大脑才会在良好意识的刺激下分泌出对人体有益的荷尔蒙来，否则，想长寿就只能是一句空话。

6 中西医为健康舌辩不休

西医叫"疾病学"，在他们眼里，细菌是破坏人类健康的罪魁祸首，所以他们的所有医疗手段都是围绕着如何消灭细菌来展开的；而中医学则是把"不让人生病"作为自己的最高目标，通过人手腕上的脉搏跳动等因素来判断人体内各个器官是否在和平相处。

先给大家讲一个笑话。

这个笑话发生在一个杏林世家：父亲是中医，儿子是西医。有一天，一个病人来看病，病症是牙疼。父亲给病人诊完脉后，告诉患者："虚火上升，肝火太旺，我给你开个中药方子，吃上两副药就好了。"此时正赶上当西医的儿子也走了过来，让病人张开嘴看了看后说："这是牙龈发炎，用不着喝那个苦药汤子，吃上点消炎药就好了。"

到底是听老中医的吃中药，还是听儿子的吃西药？还没等患者做出选择，老中医和小西医却唇枪舌剑地干上了：

老中医吼道："中药能去病根儿，西药只能镇痛，你怎么对病人这么不负责任？！"

小西医也吼道："西药就不能去根儿了？！如果不能去根儿，世界上还生产那么多的针剂和西药干什么？！"

老中医继续吼道："什么针剂西药！不是片片就是水水，都是哄人的玩意儿。"

小西医也继续吼道："什么中药草药，不是根根就是草草，那才是坑人的玩意儿呢。"

老中医恼羞成怒，厉声斥问："你凭什么看不起我们中医？！"

小西医说："就凭你断病时，不管什么病，不是火也是 火，好像除了一个火之外没有别的词儿！"

老中医嘿嘿一声冷笑，反唇相讥："火字怎么了？好歹我们用的也只是一个火，而你们西医呢，不管什么病都是炎，俩火！"

……，……。

一场父与子的中医与西医之争是怎么结束的，笑话中没有告诉我们结果，也不可能有结果，因为这牵涉到一个世界性的医疗话题。

有关西医与中医之间究竟孰优孰劣的争论，由来已久。

确切地说，西医的正确命名应该叫"疾病学"，因为从它诞生的第一天起就是以"病状"为依据，通过仪器检验和化学分析，来索取一个人的病因证据，而后再针对病人的不同病情来分别采取"吃药、打针、手术"三种医治手段。在西医学看来，人类的大多数疾病都是由于"细菌"造成的，只要把细菌消灭干净了，人类的健康长寿就有了保证。所以围绕着如何消灭细菌，便构成了西医学的中心内容。

而中医学则不同，它是把人看成一台"机器"，在这台机器上，不管是它的油路(血液)、电路(神经)、线路(骨架)，还是它的皮肤、肌肉、脂肪等等，都是一个有机的整体，在这个密不可分的整体中，不管哪个细小的关节上出了问题，所有的体内器官都有不可推卸的责任！所以，一个人要想实现健康长寿，就不能等到身体已经发生了症状(生了病)再去救治，而是要在人的身体出现症状之前就应该把疾病消灭在萌芽状态。因此，通过人手腕上的脉搏跳动，来判断人体内的各个器官是否在"和平相处"，通过"五行生克"来实现人体内的阴阳平衡，便构成了中医学的核心理论《脉象学》与《药理学》。

总而言之，西医是把人体视为一种可分、可割、可补的"物质"，疾病只是这个"物质"上发生了问题的一个零件，而引起这个零件发生问题的根源就是某些"细菌和细胞"在作怪，只要能够想办法把这些细胞和细菌消灭干净，人体自然就可以恢复健康。因此，西医不管诊断什么疾病，都是把可视、可辨的"细菌、细胞"作为依据，以消灭细菌为最主要的手段。——而中医诊病的探杖是诊脉，脉搏跳动中的粗、细、长、短、强、弱、滞、滑等不同脉象均反映着一个人身体内部"虚实寒火"的不同症状，"气、血、亏、盈"是判断所有疾病发生的根源，只要一个人身体内的气血波澜不惊，人是绝对不会生病的。所以，中医用药常常是以"调理"二字为核心，通过"补虚、强实、祛寒、泄火"来调节患者身上的阴阳平衡。

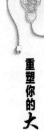

　　中西医之间为了表明自己强过对方，唇枪舌剑争斗了上百年，至今仍不分胜负。其根本原因是，两者之间真正的矛盾焦点并不是体现在医疗手段上谁比谁更高明，而是体现在谁能够比对方更为准确地知道疾病发生的根源。——回答不了这个问题，其他的争论都是毫无意义的。

　　所以，在我们探讨人类健康长寿这个问题时，又一次把中西医之间的矛盾焦点提出来，其目的是想让人们在思考和选择健康长寿的方式时有更为客观的选择。不管是中医还是西医，尽管它们在诊治手段上各有各的说法，但在"人类为什么不能像其他动物那样活到自己寿命极限"这个问题上都没有给人们提示出一种切实可行的有效方法来。

　　因为在最新的医学研究中发现，人类之所以不能健康长寿的最大敌人，既不是我们整天防蝇如虎的细菌，也不是日益变坏的生存环境，而是我们太多的功利思考破坏了人类"健康情绪"的结果。——这种健康情绪，就是我们将在下面章节中讲到的大脑结构、左右脑功能以及利导思维和弊导思维给人类的心理健康带来的影响。

7 测试：这些关键词你都记住了吗

（1）在有些人的心目中，大脑只是一个智力宝库，它可以为人类的事业成功贡献出许许多多的智慧，但却与人类的健康与长寿没有多大关联。这种错误的认识，不仅是对健康与长寿知识的无知，并且是对人类生命的无视。

（2）与其说人是活在一个物质环境中，不如说是活在一个情绪环境中，一个人要想活得愉快，并非只有物质财富才能提供，知足常乐也同样可以使我们笑口常开。

（3）世界上的科学家经过了半个多世纪的研究才发现，人的大脑内存在着一种电波，这种电波和心脏的跳动一样，会随着一定的频率发生振动，如果我们能够有效地调节这种振动，就可以对人体健康发挥出非凡的作用。

（4）精神过度紧张往往能给人带来许多疾病，人类80%的疾病都是由于不良情绪带来的，所以，一个人要想身体健康，必须首先要有一个良好的心态。

（5）心灵美的人之所以长寿，一个很重要的因素就是这些人没有心理负担。对"阴暗心理"的解释，通常有两个方面：一是指有些人为了谋求成功而采取的那些不正当手段；二是指这些人在达到了自己的目的之后产生的愧疚心理，也包括失败之后或年龄较大之后的良心发现。

（6）西医是把人体视为一种可分、可割、可补的"物质"，中医是把人体视为一种不可分解的整体；西医是用可视、可辨的"细菌、细胞"为诊断的依据，中医是用"虚实寒火"来判断生病的根源。

第三章

问鼎大脑：暗藏着多少玄秘机关

1　大脑的三重构造与人脑新皮质

人之所以能从众多动物中脱颖而出，主要是因为人的

大脑上有了一层新皮质，如果没有这层新皮质，人与其他

动物也就没有什么区别了。

一般来说，人的大脑具有三重构造：爬虫类脑、猫狗类脑、人

脑。

爬虫类脑也叫原始脑，是所有动物大脑的核心部分，它掌管

着所有动物的本能活动，例如饿了找食物吃、到了发情期找配偶交

配、被捕猎时用尽力量逃走等等。所有爬虫类的活动，都基本上

是靠这种脑功能来生活、工作并繁衍后代的。而这个原脑的运作，又主要靠分泌肾上腺素类的荷尔蒙来做出条件反射的行为。因此，在爬虫类动物的世界里，只有生存利害的得失而没有个体名誉的荣辱，它们的所有活动无一不是对环境和生理需要的条件反射而已，而在人的大脑中也有这一层"爬虫类脑"。

猫狗类脑也叫原始哺乳类脑，它是包围着"原脑"的另外一层脑，与爬虫类脑相比较，猫狗类脑的得失计算系统中会多一个"愉悦"的感觉。也就是说，猫和狗一方面也像爬虫类动物一样根据自我需要来决定自己的某种行为，但另一方面也显示着愉快或者不愉快的感觉。也就是说，所有动物的大脑从爬虫类脑发展到猫狗脑阶段以后，才开始出现感情的因素，这也就是人的感情产生的原点。这层脑不仅掌管着思维，而且也掌管着所有动物的喜怒哀乐感受。有了这一层脑，所有动物除了自我得失之外，还会有好与恶的考虑因素。

人脑也叫新哺乳类脑，这种大脑除了具备原脑和原哺乳类脑所有的功能之外，还在大脑的上面有一层更大、更复杂的构造，这个构造可以分为右半球和左半球，二者由大脑的脑梁连接，二者各司其职，左脑存有语言、信息和计算功能，右脑存有善于识别图象和声音的功能。人类的大脑之所以复杂，就是从这里开始的。

　　我们之所以向大家介绍这些大脑的内部结构知识，其目的只有一个：那就是想让大家知道，人是地球上最聪明的动物，也是一种最复杂的动物，其复杂性不仅仅在于人对环境、遭遇的反应方式，而且也包括人们在成功或失败之后的喜悦和苦恼，特别是由于多方面的感情需要和对名利的追逐，必将使大脑长期处于不停歇的运转之中，因此，不仅是人类的智慧从这里开始，而且人生所有的复杂也是从这里开始的。

　　从上面所讲的"大脑三重构造"中我们不难发现，人之所以比其他动物聪明，并非是人的身体结构与其他动物存在着多少本质性区别，而是在人的大脑外缘有一种新皮质。这种新皮质，就是我们在前面说到的：爬虫类脑作为原始脑，始终处于人脑的核心位置，猫狗类脑是包围在"原始脑"外围的又一层脑，医学界称它是大脑的边缘系，而人脑则是包围在大脑边缘系外的又一层新皮质。如果我们把人脑中的这种新皮质剥去，人脑就会变成猫狗类脑，如果再把猫狗类脑中的那部分大脑边缘系切去，人脑就会退化和爬虫类一样的低级脑。因此说，人类与其他动物的本质区别就是因为大脑中这种新皮质的缘故。

　　在这种新皮质上不仅布满了人的神经系统、内分泌系统和免疫系统，而且还分有感觉区、运动区和联合区。这些系统与区域虽然都有各自的功能，也可以独立行动，但它们的所有行动又无时无刻不受到"大家"的制约。

确切地说，大脑内的神经系统、内分泌系统和免疫系统无一不与一个人的情绪存在着直接关联。也就是说，当一个人的情绪处于激昂兴奋的状态下，人的神经系统、内分泌系统和免疫系统必将会联合产生出对人体最有益的物质（有益荷尔蒙）来推波助澜；而当一个人的情绪处于颓废低落的状态下时，又必然会产生出最不利于人体健康的东西(有害荷尔蒙)来落井下石。

而大脑新皮质中的感觉区、运动区和联合区，虽然是大脑的活动场所和感知区域，但它却具有一种反作用于人类思维的力量。也就是说，如果我们能够以正确的思维来对待身边发生的一切事物时，那么就会在无形中为我们的好情绪产生提供一种良好的物质环境，从而形成对好情绪产生的有力支持，借以达到良性循环的目的。

由此可见，大脑虽然是一种无法更变的物质存在，但在它的作用发挥上却具有极大的可塑性和引导性，只有我们掌握住了它的运行程序和活动规律，才能开发出它的最大价值来！

这也正如C·H·布鲁克、E·库耶在其所著的《自我暗示》中所说的："我们的体内蕴藏着无可估量的力量，如果无意识地滥用往往会给身心造成极大的损害。反之，如果我们能够对它进行有意识的合理引导，不仅可以有力地支配自我意识，从而避免肉体和精神的疾病，而且还可以帮助人类免受病痛之苦，甚至可以实现与各自生活条件相适应的幸福。"

2 右脑司感情左脑司理性

人的大脑分为右脑与左脑：右脑又叫"祖先脑"，储存的是人类500万年的遗传因子信息；左脑又叫"自身脑"，储存的是一个人今生今世的体验信息。所以，所谓的聪明人与愚笨人，从根本上来说差距并不大。

在人们的习惯用语上，常常会把人的大脑分为"大脑"与"小脑"，而在医学界的词汇中，最习惯的称谓则是"右脑"与"左脑"。

右脑又叫"祖先脑"，据可靠的医学研究发现，在人的右脑中储存着人类从古到今500万年的遗传因子信息。这种信息反映在人类生存中，就是本能和直感。譬如，一个婴儿一生下来后之所以不用人教就会吃奶，这种下意识行动的本能就属于右脑活动的范畴；还有的人在遇到某种困惑时白天绞尽了脑汁也不得其解，而在晚上

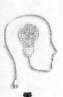

的梦境中却突然豁然开朗起来，这种从天而降的智慧就是右脑的功劳。所以，医学界又常常把右脑视为一个储存着人类500万年智慧的基础软件。

左脑又叫"自身脑"，它记录的是一个人今生今世的体验信息。也就是说，左脑储存的各种信息都是靠后天获得的。虽然人类常常把这种信息称为"知识"与"经验"，但与右脑中先天积累起来的智慧比起来却有着天壤之别。譬如在人与人打交道时，有些学识很高的人常常败在一个目不识丁的人手里，有些经验很老到的人却常常败在一个初出茅庐的年轻人手下，百密一疏自然难逃其咎，但更重要的一个原因是，这些目不识丁的初出茅庐者根本就不是拿自己的理性来和人斗，因为他知道这样是斗不过别人的，所以他只好拿自己的直觉来和人斗。对于这种直觉，虽然他们讲不出多么高深的学问来，但直觉告诉他应该怎么做他就怎么做，而且往往更容易赢得成功。

美国神经生理学家罗杰·斯培理为了找到这种成功与失败错位的根源，在一位切断脑梁癫痫病患者的配合下，通过试验，详细观察并记录了他的左脑与右脑的脑波变化，大胆提出：右脑司直觉，属于感情脑；左脑司理智，属于理性脑。并以严谨的数据创立了"人从理性和感情中产生心灵"的理论，从而获得了诺贝尔奖。

由此可见，左脑中获得的信息再多，也不过是一个人有生之年的收获而已，而右脑储存的却是人类500万年的遗传基因！因此，人类要想最大限度地发挥出右脑的功能，就必须首先要知道左右脑在人体中各自承担着什么样的职责。

确切地说，在左脑与右脑之间由脑梁连接着，在这个连接的脑梁上有2～3亿束神经，如果把两脑之间的神经结束——脑梁切断，人的大脑就变成了"分离脑"，此时，人的左右脑就会失去联系，如果此时给人戴上眼罩，让他用右手握住一把勺子，问他"你手中握的是什么？"他会准确无误地回答"是勺子"。而如果此时让他的左手握住一把勺子，问他："你手中握的是什么？"他却只知道手里有点东西，但不能准确无误地回答是勺子。

摘下眼罩，把勺子、钢笔、杯子等十几样东西放在这个人面前，问他："你刚才拿的是什么？用左手再拿一遍。"此时这个人就能很准确地拿起勺子；而如果让他换成用右手去拿，他却无法做到。其中的原因就是，人的脑梁虽然被切断了，但人的右手与左脑是相通的，而左脑又是"意识脑"和"语言脑"，因此它不仅可以理解"勺子"这个物体的形状，而且还能够用语言来做出回答；而人的右脑是"无意识脑"和"祖先脑"，因此当人把它与左脑切断后，它便无法以日常的感觉来获得触觉信息，所以此时它虽然明白，但却回答不了问题。

这就是左脑与右脑的区别。

还有，大家会遇到的一种事情就是人经常做梦，梦见自己来到一个完全陌生的地方，体验形形色色的遭遇，还有的梦境居然能够给自己准确无误地预言未来。这些不可思议的现象虽然不是频繁出现，但它却是一种确实存在的现象。当代科学自然不能对这种现象做出一种合理的解释，但当我们把这种神秘现象视为是数万倍于个人意识的祖先脑传达的信息时，那么，这些能够给人类提供智慧、警告和预言的梦境就不足为奇了。

由此可见，左脑作为一种"意识脑"，它的主要功能除了应变今生今世的遭遇外，还要把在各种生活体验中认为最重要的东西想方设法传递给右脑，由右脑储存起来并一代又一代传递下去。

因此说，有些人虽然表面上很聪明，但其实在人类遗传基因的差别上却没有那么天差地远，所不同的仅仅是每个人的处境与性格差别而已。

3　开发右脑能量的最佳途径是强化记忆

当人的身体进入到睡眠状态以后，人的身体虽然进入了休息状态，而人的大脑却依然在对话，对话的内容是：左脑把自己在白天的生活体验告诉右脑："这个东西很重要，请你记下来。"而右脑也在向左脑传递着祖先的信息："这件事应该这样做。"

通过前面的介绍，我们已经知道了右脑对人生成败的重要作用，那么，我们该如何开发右脑，让它释放出无比的能量呢？

据医学研究发现，"强化记忆"是开发右脑能量的最有效途径。至于"强化记忆"的手段，医学界提出了很多方法，但最简单易学的有效方法就是日本医学博士春山茂雄在《脑内革命》一书中所倡导的"发出声音"与"制造形象"。

所谓"发出声音"，就是不管一个人是想学习哪方面的知识还是想强化某方面的记忆，只要能够用语言来表达的时候，就一定要大声地把它说出来，有时还要经常对着镜子自言自语。在局外人看来，这种训练法似乎有点儿神经质，但对大脑来说却是一种十分有效的强制性训练。这就像我们学外语一样，只要我们嘴里不停地念叨它，它就会像某种物质一样在我们的脑海中不停地复现，使我们的脑部神经不仅能够很快熟悉它、接纳它，并且还能够促使大脑形成一种思维惯性，如果假以长时间的反复练习，人的右脑就会在无意识中把它牢固地记录下来，之后只要我们再想用它时，根本用不着再去思索，张嘴就可以把它说出来。

所谓"制造形象"，就是不管我们想干什么事情，都需要把这件事情想象出一种可描可画的物质形象，并仔细想象如何操作这种物质的全过程。譬如学骑自行车，在实践之前，你要仔细地"想象"骑自行车需要怎样跨上去、怎样坐得稳、怎样握住把、遇到拐弯时需要怎样转动手中的车把等等。只要你把这个过程都想象到了，那么等你真正骑上自行车之后，不管遇到了什么情况，你都更容易应对自如，因为你已经"实践"过了。有些人之所以学骑自行车时一学就会，而有的人学了很长时间仍然不能上路，其根本原因也在于此。——它的医学原理就是，当一个人进入形象练习时，尽管是模拟体验，但因为这些活动都是属于以右脑为中心的行为，此时右脑会把自己收到的各种信息不断地传递给左脑，而左脑又会逐渐积累与真实骑车一样的体验记忆，所以在一个人真实地骑上自行车以后，自然就变成了一个早已"熟练"的老骑手。

与此同时，想象力的好处还在于，当某种信息在左右脑之间相互传递的时候，就已经直接记忆在了右脑里，从而使右脑的信息储存数量和质量都得到了飞跃性的增长，进而使人的大脑细胞变得越来越活跃，人也变得越来越聪明。

通过上面的介绍，我们可以清醒地知道，人的右脑虽然储存的是人类500万年的基因，记录的也都是一些"历史故事"，但只要我们训练得法，依然能够使它按照人类的意志来服务于当今的人生。

但对右脑的训练，除了上面介绍的两种方法之外，还有一种更有效的训练方法，那就是睡眠。根据多年的医学观察发现，当人的身体进入到睡眠状态以后，大多数时间是属于身体的睡眠阶段，而不是大脑的睡眠阶段。在这个阶段中，人的身体虽然进入了休息状态，而人的大脑却依然在对话，对话的内容是：左脑把自己在白天的生活体验告诉右脑："这个东西很重要，请你记下来。"而右脑也在向左脑传递着祖先的信息："这件事情应该这样做。"

这种似梦非梦的大脑对话，虽然貌似荒诞不经，但许多大科学家、大文学家、大发明家、大艺术家的伟大创造往往都与这种"梦的对话"有关。也有人把这种创造的天赋称之为"灵感"，而灵感作为一种"物质"，又无一不是来自于右脑的记忆储存与提示。爱因斯坦就曾经坦言："我思考问题的方式，往往都不是以语言的方式来思考，而是以跳跃式的形状和形象来思考，等完成了这种思考之后，我再努力将其置换成语言。"这一坦言告诉我们，爱因斯坦不仅是一个善于使用左脑的人，而且更是一个善于使用右脑的高手。

因为从左右脑的工作状态上来看，它们是时而协调、时而对立的，而对立的结果往往是左脑取胜。究其原因，就是因为右脑没有语言，不能像左脑那样具有强大的斗争能力和计算能力，因此它常常都是以默默忍受的方式来接受不利于自己的结果。但右脑又是一种具有巨大潜在力量的东西，如果我们经常听听它的声音，无异于是在倾听亿万年前的历史老人在告诉我们"什么是事物的规律、什么是生命的本质、什么是人类的本源"。这个"规律、本质、本源"就是"人应该这样活着"的理想，这是人类遗传因子所教给我们的最佳生活方式。也就是说，不管一个人是否还活在这个世界上，宇宙都会按照自然的规律和真理而运行。从这个意义上来说，我们的遗传因子应该记载的就是这种无法更变的方向性。

因此，一个人要想使自己的一生有所作为，就不能仅仅依靠左脑的力量来决定对所有事物的攻防取予手段，而应该多听听右脑的声音。特别在对人类健康的保护方面，右脑更是存在着一种潜移默化的力量，有些人之所以功名盖世、财富敌国但健康状况却极其糟糕，其根本原因就是他们在对名利的追逐中，左右脑的功能发挥失去了平衡。

所以，当我们把身体健康和生命质量作为一个重大社会命题来讨论的时候，右脑的开发价值无疑就成了我们的中心议题。虽然这个议题的核心不能像成功学那样告诉人们采取什么样的招数才能够出奇制胜，而是告诉人们采取什么样的方式让自己的思维活动以右脑为中心，在追逐名利的过程中，既可以赢得财富和功名，又可以不用牺牲自己的健康和名誉。

4 快乐的脑神经A10

脑神经A10又叫"快乐神经"，反映在人体的描述中，就是人类生命中的性欲快感、食欲快感，或者是人生事业中的成功快感、荣誉快感都是由这种神经提供的。

在我们积极探讨如何开发右脑功能的同时，不能不把脑神经A10这个最能够发挥积极作用的物质放在一个显著的位置上单独加以阐释。

A10神经在人体中是一根无髓神经，它就像一根裸露的导线一样在大脑的新皮质中参与着人的精神活动。从大脑的神经结构上来说，无髓的A10神经虽然是一根比较原始的神经，但也是人脑中一根最粗的神经，它在人体中四通八达，并积极参与着运动、学习、记忆以及最具高尚风格的人的精神活动。

应该说，在人的大脑神经系中，从A1～A16都属于脑神经系列，但脑神经A10的作用却远非其他神经所能够比拟的。脑A10神经的发现者，是美国加利福尼亚工科大学的詹姆斯·奥尔兹教授，他在大鼠脑部埋入电极进行电刺激后发现，刺激下丘脑的上部就会出现快感，所以人们又习惯上把A10神经称作"快感神经"。这种快感神经反映在人体的描述中，就是人类生命中的性欲快感、食欲快感，或者是人生事业中成功快感、荣誉快感，都是由这种神经提供的。

当然，爬虫类脑和猫狗类脑中也有这根神经，也同样可以从这根神经中获得快感，但因为它们不具备人的高级脑(大脑新皮质)，所以它们无法对这根神经进行控制，这也是人脑区别于其他动物脑的本质所在。

需要特别指出的是，A10神经是影响人类心理活动的重要组成部分，因为它是唯一一条全线贯通下丘脑、边缘系统、大脑新皮质三部分的神经，所以一旦它被激活，人就会情绪高涨、干劲十足、思维敏捷、记忆力明显增强，产生出无比的快感。当我们心情愉快地从事某项工作时，肯定就是这根神经在起作用。

当我们谈到脑A10神经的时候，我们不能不提到有关传统医学与现代医学之间的分歧：传统的疾病观认为，疾病是"发生在个人肉体上的一种现象"，然而关于精神状态紧张的最新研究结果却表明，疾病与心灵有着非常密切的关系。

更为确切地说，一个人的心灵虽然属于个体所有，但却无时无刻不受到社会环境和个人遭遇的影响，特别是社会环境，不管是顺境还是逆境，不管是成功还是失败，它带给人类健康与寿命的影响常常比我们想象的要大得多！

所以，当一位医生根据心电图、验血报告、B超结果来断定一个人身体是否健康的时候，往往是不科学的。因为一个人的身体是否健康，不能仅仅靠已经显形的数据来说话，真正能够证明一个人身体健康的是他的心态。

脑A10神经作为一种快乐神经，虽然能够给人类的生活快乐提供最大的支持，但它却不是无缘无故产生的。也就是说，脑A10神经功能的发挥必须要依赖一个人快乐的心境，当一个人心境恶劣的时候，脑A10神经是无论如何也不能发挥作用的。

譬如帕金森氏病，这是中老年人中最常见的一种神经系统性疾病，它的主要表现症状是手指头及四肢无意识震颤，使肢体某一部分或全部肢体不能自主运动。这种疾病的得名，是起因于一个名叫帕金森的英国医生首先描述了这种疾病的症状，患上这种疾病的人通常在50~65岁之间，我国目前大经约有170多万人患有这种疾病。

对于帕金森氏疾病的病因，虽然目前还没有定论，但有一个公认的理由是，这种疾病肯定与脑神经细胞的退行性病变有关。也就是说，当一个人的情绪受到某种刺激时，体内一种叫多巴胺的物质就会减少，从而使人的行为失去控制。

在这里，我们向大家推荐一本书叫《脑内革命》，作者是日本的一位医学博士春山茂雄，他在1996年出版的《脑内革命》一书中，以"右脑理论"为指导，建立了"以预防为主"的理论学说，科学地阐释了"身心合一"的医疗设想，特别是他的"脑内吗啡"论，更是把人类对健康与长寿的探索推向了一个高潮。

严格说来，春山茂雄先生的学术观点并不复杂，其核心就是教导人们，一个人不管身处什么样的环境，也不管面临着多么大的灾难，一定要以一种平静的心态来面对。只有这样，我们的健康才不至于受到伤害。只要我们的健康不受到伤害，再大的失败也可以从头再来；而如果健康受到了伤害，一切都会化为乌有。

5 "病从心起"不容置疑

人的周身上下都布满了神经和气道，它们相互交错、密织如网，在人心情舒畅的时候，它们各行其道、互不相扰，推动新陈代谢而无穷；而一旦当人的情绪恶化时，便会出现气逆行、血错轨，错轨之血相撞在一起，便是病灶。

一天，某城市中医院来了一位大腹便便的中年患者，手里拿着一个专家号直奔专家门诊。他一身的西服革履，满脸的财大气粗，只是精神十分颓唐，脸色焦黄，神情沮丧，一看就知道最近遇上了什么不愉快的事。

轮到他就医时，坐诊的老专家问他哪里不舒服，他说浑身没有一个舒服的地方。

"你从前得过什么病吗？"老专家问。

中年患者说："没有。我的身体一直都很好。特别是近10年来，我每年都做一次体检，不管是血压、心脏还是体内的总胆固醇、血糖值等等都很正常，饭也吃得香，觉也睡得稳，工作虽然劳累了一点，但从来没有感到过没精神。可最近不行了，饭也不想吃，觉也睡不着，工作起来更是无精打采，嘴又苦，肋又疼，头又晕，浑身上下没有一个舒服的地方。半个月前到医院一检查，差点没把我吓死！什么高血压、心脏病、糖尿病、甘油三酯等等，没有一项指标是正常的。于是，住院、吃药、输液、打针，所有的治疗手段都用过了，但就是不管用。昨天有人告诉我你们中医也许有点什么特殊的办法，于是我就请人挂了您的专家号，今天就来了。"——话虽不多，但说得很简洁，也很专业。

重塑你的大脑

chongsu ni de danao

老专家开始时没有说话，只是把他的手拉过来诊了诊脉，而后告诉他："你的病的确很复杂，就当前的情况来看，不仅已经无药可治，而且也没有这个必要了。"

中年患者一听，吓得腿肚子都软了，急问："为什么？是不治之症吗？可是经过所有的仪器检查，毛病虽然不少，但都不是些致命的病呀。"中年患者说话的声音开始有点抖颤。

"难道说只有发生明显病变的疾病才能够要人的命吗？"老专家不慌不忙地说，"要知道，现在没有任何病变的许多综合症也同样可以置人于死地。"

中年患者一下子瘫在了地上，抓住专家的手苦苦哀求："医生，医生，你救救我，你救救我。只要你把我的病治好了，要多少钱我都给你。"

老专家说："钱，钱是个什么东西，要知道，钱只能让人治病，但不能阻止人生病，更不能让人不死。如果钱能够让人不生病、不死的话，那么秦始皇、朱元璋、慈禧太后哪个不比你有钱，可他们不照样也要生病，也要去世吗。"

中年患者大声哭喊："不！不！我不甘心，我不甘心！我今年才刚刚45岁呀！"

老专家也叹道："黄泉路上无老幼，神仙也没有办法。"

中年患者扑通跪到了老专家面前，哭着，摇着他的手，嘴里只有三个字："救救我、救救我、救救我……"

老专家扶住他的双臂，把他从地上扶了起来，问他："那么请你告诉我，最近遇到了什么事情？"

中年患者定了一会儿神，缓缓地告诉老专家：他是一个拥有数千万资产的商人，最近在一笔商品交易中，由于自己的一时疏忽，让对方钻了空子，不仅使近千万元资金打了水漂，而且使自己目前一个正需要投资的项目也不得不转手让给了他人！如此之大的打击，才导致了今天的结果。

老专家听完后说："哦，原来是这样。那么我问你，你现在是要命呢还是要钱呢？"

"当然要命了。"中年患者立即回答。

"那好。"老专家不慌不忙地说，"我明确地告诉你，你现在浑身上下所有的疾病都是由于这件事情引起的。中医讲 思伤脾，气伤肺，火伤肝，所有疾病都是由心而起的，说的就是这个道理。你因为自己上了当、受了骗、失了财，既懊恼自己，又气愤别人，身心整天沉浸在油煎火烤之中，这样又怎么能够不得病呢？所以，如果你现在想要命的话，就赶快把损失了钱的事情忘掉。而如果你依然忘不了你损失的钱，那就只好把自己的命交出去了。"

"我要命,我要命。"中年患者连连说。

"这就对了。"老专家说,"要记着,人生在世,不管是功名利禄还是成功失败,没有一样东西比生命更重要。一个人只要生命还在,没有的一切东西都可以去争取,而一旦生命不存在了,其他一切还有什么意义呢。再者说,一个人面对成功很容易,但面对失败很难,但却只有那些敢于面对失败的人才是最后的胜者。"

一席话,说得中年患者心中大悟,抓住老专家的手连连说:"谢谢你,谢谢你,我知道该怎么做了。"说完,拿着老专家给他开的药方走了。

两个月后,这位中年患者又出现在了这位老专家面前,只不过此时的他已经不再是一个月前那个脸色蜡黄、萎靡不振的人了,而是精神焕发、朝气蓬勃。他高兴地告诉老专家,他刚刚又做了一次体检,两个月前检查出来的什么高血压、心脏病、糖尿病、甘油三酯高等疾病都统统不见了,他现在又成了一个身体十分健康的人!

通过上面这个故事,我们可以明确地领悟到,人类要想实现高质量的身体健康,不能仅仅靠高科技的医疗手段,也不能仅仅靠药物,而要靠自己。

随着社会竞争越来越激烈,人类的生存压力也越来越大,特别是有些成功和失败常常会在一瞬间发生,所以许多人都因为不堪这样的精神打击和压力而患上疾病，如高血压、心脏病、癌症等等，虽然不断发展的医疗技术能够给病人解除部分病痛，但却无法截断人类生病的根源，这也是人类的一种无奈。

我们所说的"病从心起"中的这个"心"，其实就是大脑。西医学说人的周身上下都布满了神经，而中医学则说人的周身上下都布满了气道，但不管是神经还是气道，它们都是在人的身体中相互交错、密织如网。在人情绪正常、心情舒畅的时候，它们都是各行其道，互不相扰而循环，推动新陈代谢而无穷；而一旦当人的情绪恶化时，便会出现气逆行、血错轨，错轨之血相撞在一起，便是病灶。这时候，如果一个人能够尽快平息怒火、端正心态，使心绪很快平静下来，错轨的气血就会很快退回原路，从而使刚刚形成的病灶化为乌有；但如果此人这时依然我行我素，而且心情越来越恶化，那么，这些已经错轨的气血就会在病灶上越聚越重，而那些不能被及时排泄出体外的有害细菌也会乘机发势，向人的身体发起越来越猛烈的进攻，轻则使人疼痛不已，重则送人性命。——这就是病的起源。

现在有一种养生新说法叫作"养生要从头做起"，说的就是一个人的心情与健康的直接关联。所以，心存善良、积极乐观、待人宽容、淡泊成败，就成了人类健康长寿的四句座右铭。也有人把这四句话总结为"一个中心，两个基本点，三大作风，八项注意"："一个中心"是以健康为中心，让自己的一切活动都围绕着健康转；"两个基本点"是，处世要糊涂一点，失败面前要潇洒一点；"三大作风"是，助人为乐，知足常乐，自得其乐；"八项注意"包括四把钥匙与四个最好，四把钥匙是指合理膳食、适时运动、戒烟限酒、心理平衡，四个最好是指最好的医生是自己、最好的药物是时间、最好的心情是宁静、最好的运动是步行。

需要特别指出的是，许多年来，我们对大脑的本质知之甚少，甚至有时还常常会把"大脑"与"心"混为一谈。而其实，"心"只是一个器官，与人体内其他所有器官一样接受大脑的支配。所以，当我们在对大脑进行解析的时候，只有通过对左右脑的功能评判来实现对"心"的理解。

6   人为什么做梦

梦，既不是疾病的表现，也不是失眠的必然结果，而是一种生理反映。但梦中的一些境遇和预言，往往与一个人在思考问题时习惯使用左脑或者习惯使用右脑有关。

在日常生活中，我们经常会听到有人说"昨天晚上没有休息好，做了一夜的梦"，或者"我晚上梦多，简直没有睡着"。于是，这一天学习、工作起来似乎还真感到有点精神不振、精力不足，仿佛做梦真的耽误了人的休息。有些医生按照传统观念，也承认多梦是干扰大脑休息的因素或是休息不好的表现。

其实，这种观念是不对的。因为做梦并不是衡量一个人睡眠质量好坏的一个重要指标，也不能说做了梦就表示不曾睡好。严格说来，梦只是一种普遍的生理现象，不管你有没有梦的回忆，或者有没有梦感，许多人每天晚上都会做梦。有人曾经利用多种生理仪器对一些慢性失眠症患者进行过脑电波描绘测验，但结果表明，这些主诉"梦多""整夜做梦"的人的睡眠周期和正常人并没有什么差别，他们在睡眠中伴有的梦的快波所占比例，与实际时间也没有明显的缩短或延长，这充分证明"整夜做梦"和"梦多"的体验与各项睡眠参数并没有直接的联系。

那既然如此，人们为什么总是习惯把做梦和失眠扯在一起呢？

中医学把这种现象归咎于人的健康原因：心气不足、心血不足、心阴不足、心肾不交、心胆气虚、心脾两虚、痰火内扰等等。其实从生理学上来讲，梦只是人在快波睡眠期中出现的一种必然的生理现象，也是一种主动的生理过程，其表现形式既有表象成分，又带有感性性质的记忆活动和超常规的联想。对于梦感一说，则主要是指人醒来后对梦中某些情节的回忆，这种梦感常常与一个人的情绪和性格特点有关。比如，性格内向的人容易将注意力集中于自身内部的感受，睡眠比较表浅易醒或惊醒，并且常常能够回忆起生动的梦境；而情绪抑郁、焦虑的人，则容易从梦中惊醒，因而常常自感梦多且睡而不实，等等。

因此，临床观察及实验结果都证明：失眠，尤其是长期失眠的主诉是不可靠的。许多学者对主诉失眠的病人进行研究后发现，失眠与心理紊乱有关。他们对睡眠潜伏期往往估计过高，而对实际睡眠时间又往往估计过低，特别是那些习惯性失眠的人，他们往往在对有关睡眠的参数进行叙述时与客观记录不符，不是夸大就是缩小，所以才造成了许多人对梦的恐惧或困惑。

有些医生针对这种情况，在许多失眠患者的帮助下，通过仪器检测和脑波分析，基本上认定了梦与一个人的下列因素有关：

一、这些人对睡眠知识及睡眠与梦感的关系知之甚少：许多人不了解睡眠的周期交替变化，不知道梦在睡眠中的地位和在生理上的作用，以及梦与梦感的区别，不知道梦或梦感对人的身体健康并没有什么副作用，许多人之所以盲目陷入到对梦的恐惧中，主要是因为旧的传统观念以及封建迷信思想对梦的不科学解释造成的。

二、梦与一个人的情绪状态有关：许多人对情绪障碍缺乏认识，不知道情绪障碍是一种疾病，因此往往忽略了情绪障碍本身的危害，而过分注重情绪障碍所伴发的失眠、多梦、疼痛等症状，所以他们在一些较为恐惧的梦境面前不是想方设法改善自己的情绪，反而最容易夸大梦的体验，使自己的心情变得更为恶劣。

三、对自己的健康过分关心，对梦感过分关注，从而导致梦感的加倍增强，而梦感增强的结果又反过来加重对自己健康的担忧和对失眠的恐惧，以致形成了恶性循环，使自己的健康状况越来越坏。

总之，失眠作为一种现象是客观存在的，而梦作为一种普遍的生理现象也绝非多余，我们承认失眠的存在，但却不能认为失眠和梦感有着必然的联系。

在现实生活中，每个人都会做梦，而梦又是个什么东西呢？

严格说来，梦是一个人的大脑在晚间的潜意识活动。生理学认为，每个人所做的一切梦都是由分别不同的"左脑"与"右脑"做成的。

习惯左脑做梦的人，大多数都是习惯利用左脑工作的人。但有一种奇怪的现象是：当这个人白天用脑过度时，往往最不容易做梦，因为这时的大脑太疲劳了；而当他的左脑在白天没有得到充分利用时，晚间却极易做梦，梦的内容基本上都与白天或者近期发生的事情有关，但由于这种梦境都是在一个人失去清醒的状态下进行的，所以不仅十分杂乱，而且往往容易把白天的一切理智思考也搞得无所适从。其根源是这些梦境虽然杂乱无章，但醒来后的梦中内容却记得十分清楚。所以在这种毫无意义的梦境指导下，不仅会导致人做出错误的判断，而且还容易使人头脑昏昏沉沉，工作效率比平时更加低下。——这样的梦，对人的身体是百害而无一利的。

而习惯右脑做梦的人，往往是那些心胸较为宽广的人。这些人的梦境往往与近期发生的一切事情都没有太大的联系，不仅奇奇怪怪，而且醒来后多数都记不住了，有的事情虽然也能够想起一点点，但无论如何也想不起它的全貌。其根本原因是，这时的梦境是一个人的右脑在工作，因为右脑是"祖先脑"，祖先所经历的人和事对于我们现代人来说当然奇怪了，再加上右脑的功能中又没有语言表达能力（因为左脑没有参与梦境），所以很多人在梦到一些险恶的事情时都想极力大喊，但却怎么也喊不出声音，这就是右脑做梦的一个很具体表现。——这样的梦，因为与我们的现实生活离得较远，一般对人的身体健康不会造成危害。

当然，许多人的梦境大都是由"左脑"与"右脑"交替做出，譬如，有的人对上半夜做的梦什么都记不住，而对下半夜做的梦却记忆犹新，这就是右脑与左脑交替做梦的结果。还有的人在上半夜做梦时去了趟洗手间，回来后却依然能够接着原来的梦境继续做下去，产生这种现象的根源就是在右脑做梦时，左脑还没有彻底清醒的缘故，一旦左脑清醒了，右脑正在做的梦就会被赶得无影无踪。

总而言之，梦境虽然是由"左脑"与"右脑"构成的，但从一个人的聪明指数上来讲，许多有成就的科学家、艺术家、文学家大多是习惯用右脑工作的高手，譬如，门捷列夫就是因为在梦境中梦见了许多化学元素排列的周期形式，启示他完成了元素排列的周期表；德国化学家凯勒在研究苯分子结构式始终没有结果的情况下，有一天梦见一条蛇正在咬自己的尾巴，从中受到启迪，终于发现了苯的环状结构；作曲家塔季尼有一次梦见自己把小提琴交给一个魔鬼去演奏，居然演奏出了美妙的旋律，他醒来后，立刻把魔鬼所演奏的乐曲记录下来，创作出了流传于世的《魔鬼之歌》。

由此可见，梦虽然是一种虚无缥缈的东西，但却对人生的成败有着举足轻重的影响，因此，一个人要想有一个好的梦境就必须首先有一种好的心态——心理健康。

7 脑细胞不可再生

人的脑内大约有120亿个脑细胞，但却有90%以上的脑

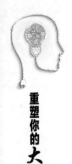

细胞长期处于被抑制的沉睡状态。如果我们能够将这部分常年"闲置"的脑细胞活跃起来，那将是对人类一个很了不起的贡献。

人到了35岁以后，平均每天要有10万个脑细胞死去，这是个相当令人触目惊心的数字！那么，世界上究竟有没有一种办法来促使大脑再生出一些新的细胞呢？

遗憾的是，到目前为止，科学界尚没有想出一种更好的办法来改变脑细胞不可再生的这一特性。虽然近年来人们不断向这一理论提出挑战，特别是最先向此发难的美国普林斯顿大学的科研人员伊丽莎白·古尔德和查尔斯·格罗斯，他们声称从成年的猴子身上发现了再生的脑细胞，但至今仍然还停留在动物实验阶段，真正的结果如何还很难确认，因此也就更无法付诸于临床。

但可以令人类欣慰的是，据最新的医学研究发现，在人类大脑的120亿个细胞中，真正被人类启用的还不到10%，其余90%以上的细胞还常年处于未充分发展的原始状态。也就是说，在我们抱怨大脑细胞不能再生的同时，我们的大脑内还有90%之多的细胞一直都没有被派上用场。如果我们能够将这部分"闲置"状态的脑细胞激活，不仅可以帮助人类解除许多疾病的痛苦(中风偏瘫、帕金森氏综合症、脑萎缩、老年痴呆、小儿脑瘫等疑难脑病)，而且还可以有效地延长人类的生命。所以，我们的医学研究如果放弃了对这些"闲置"细胞的开发和利用，而煞费苦心地去培育类似原始脑和动物脑的新生脑细胞，实际是一种舍近求远的做法。

近年来，世界医学界围绕着如何激活并开发这些一直处于"闲置"状态的脑细胞，投入了巨大的人力、财力和物力，但效果却并不理想。所以，对于那些已经患了中风偏瘫、脑萎缩、痴呆、脑瘫、帕金森氏综合症等脑病的患者来说，与其被动地等待着这种新药的问世来挽救自己的生命，还不如自己行动起来，通过一些有效的锻炼来促使部分"沉睡"的脑细胞醒来。

关于如何激活脑细胞的体育活动虽然很多很多，方式方法也不尽相同，但其原理却是一致的，那就是：一个正常人的脑细胞处于活跃状态下时，需要与几万个细胞发生联系，但当一个人因为脑窒息而导致大量脑细胞死亡的时候，单个的脑细胞也就失去了与其他伙伴的联络与沟通。所以，激活脑细胞唯一有效的方法，就是通过一套健脑操来最大限度地活跃大脑健康细胞的功能。

日本的高乔浩先生在实践中逐渐摸索出了一套行之有效的健脑操，经实践证明，这套健脑操不仅能健脑益智消除脑疲劳，而且还能够预防中老年痴呆症的发生，并兼治肩周炎、颈椎病等，可以说是老少皆宜。

现在，让我们以文字的形式将它记录如下：

第一节　耸肩运动

两脚分开，与肩同宽，情绪稳定后，将两侧肩膀尽量上抬，将头夹在两肩之间，稍停片刻，再让肩膀迅速落下。连做两个八拍。

第二节　背后举臂

两臂在背后交叉伸直，然后用力向上抬起，好像将肩胛骨往头的根部推一样；然后让两臂猛然落下，像往腰上撞一般。连续做两个八拍。

第三节　叉手前伸

双手交叉，放在胸前，掌心向下，两臂迅速向前用力冲出，头同时迅速下低，夹在伸直的两臂之间。连续做两个八拍。

第四节　叉手转肩

两手掌五指交叉，掌心向下。以腰为轴心，先左后右转动肩部，能转多大就转多大。转动时头随肩动。每转一次为一拍，共做两个八拍。

第五节　前后曲肩

两肩向后尽力扩展，使两块肩胛骨尽量向背部中间靠近。然后将两肩向前内缩，使两个肩膀头在胸前尽量靠近，并使两个手背靠在一起。连做两个八拍。

第六节　前后转肩

将两个肘关节屈曲，呈直角，上臂转动，旋转肩关节。先由前向后旋转，一转为一拍，做四拍；再从后向前旋转，做四拍。连做两个八拍。

第七节　点头摇头

将双手放在身后，五指交叉，手部轻触腰际，身体挺直。先使头部做前倾后仰的动作，动作由轻到重，幅度逐渐加大。至少做两个八拍。然后将头向左右斜歪，运动幅度渐渐加大，直至两耳将触肩部，注意不要主动用肩头去迎耳朵。至少做两个八拍。最后做摇头运动，先从左到右扭头，再从右向左扭头。可以平扭也可以仰扭。至少做两个八拍。

第八节　扭转脊柱

两臂放松，自然下垂，两手半握拳。身体先左后右分别扭转。同时，往左转时用左拳背击打左腰部，向右转时用右拳背击打右腰部。扭腰的幅度逐渐加大。连做四个八拍。

第九节　张嘴伸指

先垂手站立，掌心向前；再将双手用力握紧成拳，同时将两嘴角尽力向两侧下撇，成"八"形；坚持一会儿后，将嘴尽力张大，呈喊"哇"时的口型。在张大嘴的同时，将握拳之手猛然伸开，车呈枫叶状，指与指之间尽量张大。连续做10～20遍。

第十节　出手抓物

将两手放在胸前，五指尽量伸展，随即猛然向前伸出两臂，同时像抓住什么东西似的用力将手握成拳头；然后手回至起始位置，接着两臂向左右伸出。连做两个八拍。做上述动作时必须要注意，伸指、握拳均应用力。

第十一节　搓擦两手

合掌来回摩擦，至掌心发热为止。再用右手掌摩擦左手背，用左手掌摩擦右手背，各摩擦10～20遍。

第十二节　手攥四指

用右手轻轻攥住左手除拇指外的四指，用力攥紧，一松一紧，从左手指尖逐渐向指根和手背方向滑动，连续反复做几遍，并注意节奏感。两手交替进行。

第十三节　四指攥拇指

分别用左右手的食指、中指、无名指、小指将大拇指攥在手心，有节律地反复用力攥几遍。攥时双手同时用力。

第十四节　屈指数数

像屈指数数那样，先将双手大拇指同时屈曲，再屈曲两手食指，接下去依次使5个指头均屈曲，呈握拳状；然后从小指开始，依次使两手5指伸开，连做5~10遍。——再做双手的非对称屈指运动，即左右手动作相反，或动作交错。当左手屈曲大拇指时，右手要屈曲小指或其他手指。10指的动作依次类推。做错时必须重来。屈指之后，再依相反次序逐指伸开。然后，左右手屈指顺序交换再做。

第十五节　垂手摇摆

放松手腕，下垂，先上下迅速扇动，就像鸟儿扇动翅膀，做20遍。然后，向横的方向来回甩手，也做20遍。

第十六节　指压颈后

即压天柱穴。双手交叉抱于脑后，先用大拇指按准穴位二三秒后松开；接着再按二三秒再松开，连做10遍。随后按摩该穴位，以天柱穴为圆心，拇指顺时针、逆时针交替按摩直径2~3厘米的区域。

第十七节　指压头两侧

双手拇指有节奏地按压头两侧和耳部上方，指压以酸胀感明显为度。

第十八节　指压颈两侧

手抱脑后，用拇指从耳朵后方圆形硬骨下开始，向下按压至颈部中段。按压时要有节奏地逐渐向下。

第十九节　举臂呼吸

双手合掌，放于胸前，再将两掌心紧贴着往头顶正上方举起双臂，同时深吸气，在双手到达最高处时，全身要用力伸展一下；然后，两手分开，两臂伸直由身体两侧平稳落下，同时呼气。连做两个八拍。

第二十节　控制意念

静立，两腿分开，与肩同宽，腿部放松，两臂下垂，掌心向外，置于身体两侧，双手拇指与其他四指使劲张开，每个指头都要用力，大拇指指向身后。两眼注视正前方，在头部不动的基础上，逐渐将目光移至离脚尖二三米远外，然后调整呼吸：小腹用力，口微张，缓慢地向外均匀吐气，再迅速放松小腹，使新鲜空气深长地吸入体内。反复数遍。

我们之所以把这套20节的健脑操推荐给大家，是因为这套健脑操不仅科学实用，而且每节都有它不同的活动部位：

1～9节能使人的肩、颈部得到充分锻炼，从而改善大脑的血液循环，使大脑得到及时充分的营养供应；

10～15节具有安神静脑作用，可以刺激位于手部的各个穴位，有益于振奋人的精神，使人精神饱满；

16～20节结合了按摩、气功等内容，可使人感到周身轻松、心情舒畅。

8　测试：这些关键词你都记住了吗

（1）人的大脑具有三重构造：爬虫类脑、猫狗类脑、人脑。爬虫类脑也叫原始脑，是所有动物大脑的核心部分，它掌管着所有动物的本能活动。——猫狗类脑也叫原始哺乳类脑，它是包围着"原脑"的另外一层脑，与爬虫类脑相比较，猫狗类脑的得失计算系统中多一个"愉悦"的感觉。——人脑也叫新哺乳类脑，这种大脑除了具备原脑和原哺乳类脑所有的功能之外，还在大脑的上面有一层更大、更复杂的构造。

（2）右脑又叫"祖先脑"，它储存着人类从古到今500万年的遗传因子信息，所以，医学界又常常把右脑视为是一个储存着人类500万年智慧的基础软件。左脑又叫"自身脑"，它记录的是一个人今生今世的体验信息。也就是说，左脑储存的各种信息都是靠后天获得的，虽然人类常常把这种信息称为"知识"与"经验"，但与右脑中先天积累起来的智慧比起来却是有天壤之别的。

（3）发出声音与制造形象是开发右脑功能的最好方法。发出声音就是一个人不管想掌握哪方面的知识，只要能够用语言来表达的时候，就一定要大声地把它说出来；"制造形象"，就是不管我们想干什么事情，都需要把这件事情想象成一种可描可画的物质形象，并仔细想象这种物质如何操作的全过程。

（4）A10神经是一根无髓神经，也是人的大脑中的一根"快感神经"。这种快感神经反映在人体的描述中，就是人类生命中的性欲快感、食欲快感，或者是人生事业中的成功快感、荣誉快感，都是由这种神经提供的。

（5）人的周身上下都布满了气道，在人情绪正常、心情舒畅的时候，它们各行其道，互不相扰而循环，推动新陈代谢而无穷；而一旦当人的情绪恶化时，便会出现气逆行、血错轨，错轨之血相撞在一起便出现了病灶——这就是病的起源。

（6）失眠作为一种现象是客观存在的，而梦作为一种普遍的生理现象也绝非多余。因此，虽然我们承认失眠的存在，但却不能认为失眠和梦感有必然的联系。

（7）一个正常人的脑细胞在处于活跃的状态下需要与几万个细胞发生联系，但当一个人因为脑窒息而导致大量脑细胞死亡的时候，单个的脑细胞也就失去了与其他伙伴的联络与沟通。所以，激活脑细胞的唯一有效方法就是通过一套科学的健脑操，来最大限度地活跃大脑健康细胞的功能。

C S N d D N

第四章

荷尔蒙：人体健康的遥控器

1　什么是荷尔蒙

荷尔蒙是人的生命中离不开的一种激素，它在人体中的作用不是直接参与物质和能量的转换，而是直接或间接地促进或减缓体内原有细胞的新陈代谢过程，从而使机体的活动更适应于内外环境的变化。

荷尔蒙一词源于希腊文（hormone），其意就是"激活"的意思。反映在我们的医学用语中就是"激素"。它是人体内分泌出来的各种激素的总称，对人体发育和新陈代谢具有任何物质都无法替代的功能。

据有关部门统计，目前已经发现的荷尔蒙有100多种，其中有25种为蛋白质荷尔蒙，其余的为载体荷尔蒙。在这100多种荷尔蒙中，有十余种荷尔蒙对人体的健康和延缓衰老发挥着极为重要的作用。

荷尔蒙在化学成分上大体可以分为5类：蛋白质、多肽、糖蛋白、类固醇和氨基酸。不同种类的荷尔蒙，成分不同，功能也各不相同，但它的作用却是不可小视的。譬如，一个人在发育期间一旦缺少了荷尔蒙，就会个子长不高，成为侏儒；女性缺少了荷尔蒙，就会导致月经紊乱，甚至不育；健康离开了荷尔蒙，身体将随时遭受疾病的侵害，甚至短命，等等。

荷尔蒙的作用虽然无比重要，但从根本上来说，荷尔蒙却并不在人体中直接参与物质和能量的转换，而是直接或间接地促进或减缓体内原有的细胞新陈代谢过程，从而使机体的活动更适应于内外环境的变化。

它的作用过程是，通过与细胞膜上的专一性受体结合后，将信息传入细胞，引起细胞内发生一系列相应的连锁变化，最后表达出激素的生理效应。这些生理效应分别有：

（1）通过调节蛋白质、糖和脂肪等物质的代谢，维持与水盐的代谢平衡，为生理活动提供能量；

（2）促进细胞的分裂与分化，确保人体内各组织器官的正常生长、发育及成熟，并影响它们的衰老过程；

（3）影响神经系统的发育及其活动，使它们永远保持年轻；

（4）促进生殖器官的发育与成熟，调节生殖过程，为人类的繁衍提供健康保障；

（5）与神经系统密切配合，使机体的各器官都能够更好地适应环境变化，等等。

一句话，荷尔蒙是人类生命中离不开的一种十分重要的物质，我们研究它，不仅仅是为了了解激素对人体的生长、发育、生殖所造成的影响，而且还想通过它来掌握对人体激素的测定，进而实现为人类诊断疾病的目的。目前，许多激素制剂不仅广泛应用于医疗临床，而且已经在更大范围内的工业与农业研究中被使用起来。

荷尔蒙作为脑内信息的一种传递物质，分泌在大脑的各个地方，大脑通过它向全身传递指令，使人体内的所有器官都受命于它的指挥。也就是说，如果人体中没有了荷尔蒙，人类就可能变得不会思考、不会行动、不会感觉。

也许有人会说，既然荷尔蒙对人类健康长寿有着如此之大的关联，那么就让我们的身体内多多分泌荷尔蒙好了。这种设想虽然很好，但却是一种几乎不可能实现的事情，因为从科学的角度出发，人体内所有物质的产生都不是无条件、无限量的。特别是人体内的荷尔蒙，它不仅与人的情绪有关，而且也与人的年龄有着更为直接的关联，美国反老化医学院院长朗诺·克兹博士在一份研究报告中就十分清晰地描述过荷尔蒙与人的年龄关系：

人在21～22岁，是青春的巅峰时期，也是分泌系统功能最顶峰的时期。这个时期，一般也是人的生命正处于青春活力的鼎盛期，其荷尔蒙的分泌量一般也是处于最旺盛的供应期；

22～30岁，人体内的荷尔蒙基本上已经达到了荷尔蒙的产量顶峰，之后便以每10年15%的速度逐年减少。这时人体器官所需要的荷尔蒙，都是靠体内的内分泌系统自我调节的，虽然有时因为荷尔蒙少了身体会偶尔出现不舒服的感觉，但一般不会影响到一个人的正常活动；

30～50岁，此时体内荷尔蒙的分泌量只有巅峰时期的85%，"产出量"与"输出量"基本上保持在一个平衡状态，一旦失衡，极容易引起体内各个器官的功能衰退，从而导致体内各个器官的逐步萎缩老化，皮肤明显暗淡，精神不佳；

50～60岁，荷尔蒙分泌量只有年轻时期的1/4左右，这时人体开始出现力不从心的感觉，记忆力也开始衰退，年轻时的冲动和热情已经慢慢变成回忆；

60～80岁，荷尔蒙的分泌量只有年轻时的1/5了，这时许多疾病开始慢慢上身，四肢逐渐沉迈，进而变得老态龙钟。

由此可见，荷尔蒙作为一种人体内离不开的激素，虽然可以伴随着我们生命的始终，但它的分泌量却不是能够随心所欲的。因此，人类要想达到健康长寿的目的，关键是通过什么方法来实现对它的有效掌控，让它按照我们的需要分泌，从而永远保持住自己的青春活力，这才是问题的关键。

2 有益荷尔蒙与有害荷尔蒙

任何物质都有它的两面性，荷尔蒙也是如此。有益的荷尔蒙会为人的身体健康提供有力的物质支持，而有害的荷尔蒙则会给人的身体健康带来严重的破坏。

荷尔蒙虽然是人体中离不开的一种激素，但荷尔蒙中也分有益荷尔蒙与有害荷尔蒙。

有益荷尔蒙就是能够对人类健康提供有益激素的荷尔蒙，目前已经被发现的有20多种，对于这种荷尔蒙的作用和意义，在2002年5月的世界抗衰老会议上，意大利的凯奇博士（一位已工作超过30年的肿瘤专家）是这样陈述的：

"自从有文明记载以来，人类一直以为人的机体衰老是一个根本无法抗拒的规律，但经过多方研究认证，人的老化的过程——丧失青春与活力——并不是一个正常的生命旅程，而是一种生理机能缺乏所造成的疾病，原因就是我们人体内的生命源泉——荷尔蒙分泌不足，这才是导致我们生理机能缺乏的最主要原因。换句话说，人体衰老的真正原因不是我们的身体器官所致，而是我们体内的荷尔蒙分泌量不足。如果能够通过一个科学的方法，来实现对荷尔蒙的有效补充，人类的老化现象是完全可以中止的。在我研究肿瘤学的30多年中，从前都是和所有的人一样，把每一种"疾病"都视为一个独立的病症，但在我经历了多年的研究以后却终于恍然大悟：许多症状完全不同、受损器官完全相异的疾病，其成因竟然统统一样——有益荷尔蒙的缺乏和失衡。因此，当前医疗界亟待解决的一个最大问题就是采用什么样的方法来补充自己体内的荷尔蒙，来对抗人类的老化问题。"——凯奇博士的这段话，恐怕是对有益荷尔蒙作用最为有力的解释。

有害荷尔蒙，就是活性氧，人类发现活性氧已经有100多年历史了，它处在距离地球表面15～25公里的高空，因受太阳紫外线照射的缘故，形成了包围地球外围空间的活性氧层，这个厚厚的活性氧层正是人类赖以生存的保护伞。在一般人的意识中，活性氧是一种强氧化剂，具有广泛杀灭微生物的作用，包括人体内的各种细菌、芽胞、病毒、真菌等。但对于人类的健康而言，活性氧却有两种，一种是我们上面所说的自然界存在的活性氧，一种是我们吸入的空气在体内变化而成的活性氧。这两种活性氧虽然都是人体内离不开的物质，但这种活性氧一旦分泌过量，却能够给人类健康带来伤害，特别是当一个人情绪不好的时候，大量的有毒活性氧便会在人体内产生，这些活性氧不仅会在人体内制造许多衰老物质、破坏遗传基因，还很容易成为各种疾病和衰老的诱因。

在日常生活中，我们常常会有这样的发现，一个女孩子一旦找到了一个心仪的情侣以后，就会突然间变得漂亮起来，这是什么缘故？

你也许会说，这是因为谈恋爱时人的心情好，有心情去精心打扮自己，所以才会漂亮。这种说法虽然不无道理，但从人体内的分泌系统上来讲却不是问题的根源。因为一个女人漂亮不漂亮，从根本上来说，有时并不在于她们的刻意打扮，而在于她们的精神状态。有些女人虽然整天把自己打扮得花枝招展，用各种各样的脂胭粉黛把自己的一张脸勾画得美奂绝伦，但却始终不能让人产生漂亮的感觉，反而倒像是一张没有任何内容的脸谱。而真正漂亮起来的人，就算她们洗尽铅华，也依然遮挡不住她们的奕奕神采放射出来的光芒。

特别是当一个女人处在恋爱阶段时，其精神状态一定是处于高亢和兴奋之中，在这种情绪的影响下，她体内的荷尔蒙浓度一定会不断升高，并在有益荷尔蒙的刺激下，皮肤不断出现收缩，把大量的水分子留驻在皮肤基底的胶原蛋白中，此时她的皮肤不仅显得特别光滑、细腻，而且充满了弹性。——这才是她漂亮起来的真正原因。

严格说来，在所有的荷尔蒙当中，对于女性影响最大的就是女性荷尔蒙(由卵巢分泌出来的雌性激素及黄体素)，它是孕育新生命及维持母体健康不可缺少的一种荷尔蒙。有些女性在30岁以后，由于缺乏了生活的激情，或者因为工作压力太大，导致这种女性荷尔蒙的分泌逐渐减少，从而引发了许多病症，例如热潮红、心悸、色斑、情绪低落、失眠、皮肤干燥等等，长期下去，就可能患上心血管病症及骨质疏松症，这是每个女性都有必要高度重视的问题。

3　为什么说β-内啡肽是脑内吗啡

人体内有一种叫做β-内啡肽的荷尔蒙，这种荷尔蒙是一种最具强效的物质，它不仅可以显著提高人的免疫力，而且还可以帮助人类击败许多疾病，甚至对艾滋病也具有抵抗力。

通过以上的篇章，我们知道了人类的健康长寿离不开荷尔蒙的配合，但在我们探讨对人体最有益的荷尔蒙时，却不能不把β-内啡肽这种物质放在首位，因为在已经发现的20多种最能够让人产生快感的荷尔蒙中，β-内啡肽是一种最具强效的物质，在医疗界，人们习惯地称它是"脑内吗啡"。

一提起吗啡，人们会很自然地想到毒品。而事实上，这种"毒品"不仅不是毒品，反而是我们人体中离不开的激素。人们之所以称它是吗啡，是因为它与毒品吗啡的分子结构十分相似，而且也能够像真正的毒品一样引起人的快感，并且这种快感的效力是毒品吗啡的五六倍，一个人一旦尝到了它的甜头，就会立刻对它产生很强的依赖性和成瘾性，并且越来越渴望再一次体验这种快感。在这一点上，它的确与毒品吗啡有很多相似的地方，但两者之间的本质区别是，毒品吗啡不仅有副作用，而且最终的结果是令人的生命逐渐衰竭，慢慢走向死亡；而脑内的吗啡不仅没有副作用，反而令人越活越年轻、越活越精神、越活越健康、越活越长寿。

当今医疗界之所以对"脑内吗啡"的研究趋之若鹜，就是因为这种"吗啡"对脑细胞具有一种独特的作用，它不仅能够激活处于沉睡状态的脑细胞，而且还可以参与人体内呼吸系统、循环系统、免疫功能的调节，是人体内分泌系统中的一种兴奋剂，它的出现，会使许许多多心脑血管病、高血压病、妇科病、糖尿病、癌症、精神病……找到彻底根治的希望，还可以为人类的健康长寿提供可靠的保证。

需要特别指出的是，β-内啡肽是由31个氨基酸组成的，每5个氨基酸组成一个单位，在人体内分担着各自不同的作用。与此同时，β-内啡肽的产生不仅与我们的精神状态有关，而且也与我们的饮食、运动、冥想有着极大关联，要想从根本上开发出它的最大价值，需要我们从许多方面做出努力。对于这些问题，我们将在以后的章节中详细讲解，在这里就不一一赘述了。

在一般人眼里，人的大脑是一个神经网，里里外外、密密麻麻到处都布满了各种各样的神经，仅就联结左脑与右脑的脑梁神经来说，就高达2~3亿束！它们在人的大脑内像电路一样到处延伸着，使细胞与细胞之间的电线更加凸起，微弱的电流通过这些神经细胞传达着大脑的命令。

其实，这种说法是错误的，神经细胞是不能把大脑的命令传达给某个细胞的，原因是人体内的各种细胞与细胞之间都有一个小小的间隙，这个间隙任何细胞都不能弥补，只有荷尔蒙的分泌才能够把它们联结起来，并在这些小小的间隙中把大脑的各种信息传递给各种细胞。

由此可见，与其说大脑是一个神经网，倒不如说大脑是一个荷尔蒙块，各种各样的荷尔蒙像人体内无处不在的血液一样，顺着神经电路分泌，并穿梭在数以亿计的细胞之中，既传达着大脑的正确指令，又把它们需要的各种物质分泌出来，使它们之间永远和谐相处，而后在数以亿计的细胞联合互动中为人类的健康长寿提供保障。从这个意义上讲，人体内的各种神经只是联结人体细胞的电路，只有荷尔蒙才是一种可以在人体内传递信息的物质。

所以，我们在主张"大脑决定健康"这一宗旨时，强调的就是这种对大脑的重新认识，这些认识，既包括对大脑结构中的神经分布、血液流通、信息传递，也包括对大脑的功能发挥等问题。虽然这些问题无一不处在医疗科学的最前沿，但作为它的普及知识，我们还是可以把它讲述清楚的。

长期以来，人类之所以在健康长寿的问题上一直徘徊不前，在很大程度上就是因为我们的医疗研究走进了一个"物质大脑"的误区，忽视或轻视了人的精神作用和情绪反应，而当人类把科学的目光聚焦在"荷尔蒙"上的时候，人类健康长寿的大门才缓缓地开始打开。

4 有益荷尔蒙是怎么产生的

"东西"本身一般都是中性的，对所有人来说，既不是多么好的事情，也不是多么坏的事情。所谓对自己产生的影响，就是如何看待和处理这些问题的想法。

简单地说，有益荷尔蒙是由我们的良好情绪产生的。

在许许多多的医疗杂志上，我们经常会看到这样的文章，一个人因为情绪长期低落或精神紧张，慢慢患上了各种疾病，开始时只是觉得四肢无力、身体疲倦，第一次到医院检查时也没发现有什么明显的器官病变，但时隔不久再到医院重新检查时，或者过了一段时间后再到另外一家医院去检查时，不仅在某些器官上发现了明显的病菌和病变位置，而且还可能是一种令人生畏的恶病（癌症之类）。有些人把这种"误诊"现象归罪于医生的医疗技术和责任心，也有的人把这种"误诊"现象归罪于医院的医疗设备太落后，但很少有人去想想，真正"误诊"的常常不是我们的医院和医生，而是你自己长期不能扭转的不良情绪！

其根本原因是，在一个人得病的初始阶段，他体内的有益菌和有害菌虽然已经失去了暂时的平衡，但还没有构成大量有害菌恣意嚣张的环境，更没有给有害菌提供出一个异变的温床，如果人能够在这个时候及早转变自己的不良情绪，不仅会使体内滋生出许多有益于人体康复的荷尔蒙来遏止有害菌的嚣张，而且可以从此改善自己的体内环境；但由于人的不良情绪不能得到扭转，并且在继续蔓延放大，不仅不能使体内的有益荷尔蒙分泌出来，反而会促使更多有害的荷尔蒙大量滋生，并且为有害菌的急速繁衍起到了助纣为虐的作用。这就是人第一次到医院检查时没有发现疾病，而再次到医院检查时却发现了惊人恶病的根本原因之所在。——也就是说，是人长期不能改变的不良情绪使自己体内的有害病菌赢得了十分宝贵的时间！——你能怨谁呢？

在前面的章节中我们已经讲过，在人的身体中，有益荷尔蒙与有害荷尔蒙是并存的，当一个人情绪好的时候体内最容易产生有益荷尔蒙，而当一个人情绪不好的时候体内最容易产生有害荷尔蒙——这就是荷尔蒙产生的本质特征。

它的医学原理是：

当一个人出现情绪波动时，往往会与生气、发怒、焦虑、忧愁有关，每当这个时候，人的神经会突然感到某种紧张，于是，大脑在接到这种紧张的信息后会急剧分泌出一种叫作"去甲肾上腺素"的物质（一种有害荷尔蒙），从而引起体内血管的急剧收缩，进而造成血流停滞或者减缓。这种物理性变化不仅对身体不利，而且还会产生大量的活性氧，损伤遗传因子，生成氧化脂质，从而提高成年人的发病率。据许多医学报告分析，人类的疾病80%都与这种"去甲肾上腺素"有关。

而当一个人的情绪处于兴奋状态时，愉快的大脑细胞就会在神经的刺激下源源不断地分泌出大量的β-内啡肽（一种有益荷尔蒙），把欢乐的情绪表达给体内的各个器官，鼓励它们更加努力，为人体提供出更加有益于健康的精神支持和物质支持，使人的精神风貌与身体健康始终活跃在一个良性循环的状态中。

由此可见，一个人的精神愉快与一个人的身体健康有着多么紧密的关联！但令当代人不能两全的是：一个是身体健康的本质要求，希望人不管在什么情况下都要保持一种愉快的心境；另一个是人生成功的不断鞭策，希望人在成长道路上通过不断的进步来实现自己的人生价值——矛盾的两个方面，常常使人处于不知何去何从的两难状态。

简单地说，人生在世，没有一个人不想成功，也没有一个人不想愉快地生活，但生活在当前这个竞争激烈的社会环境中，没有压力、没有苦恼、没有紧张感、没有情绪波动的人是根本不存在的。虽然人人都希望成功，但不管什么样的成功都是需要付出代价的，

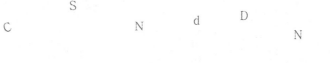
有的是资本代价，有的是关系代价，有的能力代价，有的是健康代价，有的是生命代价等等。因此，当一个人追逐成功的时候，就必须要有付出某种代价的心理准备。也就是说，当某种代价来临的时候，你已经做好了迎接它的一切安排。只有这样，你的情绪才能够一直都活动在健康所需要的稳定值上。而一旦超越了这个人体健康需要的"稳定值"，有害荷尔蒙就会乘机而上，让你在取得胜利的同时付出巨大的人生成本——健康或生命。

5 "语诊热"风生水起

心理学书籍之所以越来越在图书市场上走俏，心理医生之所以越来越受到人们的青睐，其主要原因就是由于当代人类的许多疾病单靠药物已经无能为力了。

"望、闻、问、切"乃是中医学中的四大诊病手段，其中的这个"问"字就是医生与患者之间一种很重要的交流过程。在这一交流过程中，医生可以通过患者的口述来了解其病因、病史，还可以通过自己的语言抚慰来安定一个患者的情绪，使患者放下心理包袱，积极配合医生的有效医疗。

中医学的博大精深之处，就在于它运用的始终是一种"万物一

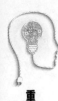

体"的生命哲学，人作为万物中的一种精灵，其最复杂的地方就是他在种种事物面前往往是以三种思维方式（感性思维、逻辑思维、灵动思维）来指导自己的行为：感性思维主导着他的直观印象，逻辑思维陈述着他的智慧分析，灵动思维折射着他的意外发现，虽然三种思维方式各有千秋，但当它们交织在一起的时候，却更容易导致一个人的无所适从。人的情绪之所以常常会出现不稳定的情况，大多都是缘于这三种思维方式的相互作用。

中医学之所以把"问"字纳入诊病的一大必然手段，就是它明白一个患者不管得了什么病，也不管是什么原因造成的，破坏的都是人体内的"阴阳"平衡，所以，所有中医大夫在给患者诊脉的过程中都会不厌其烦地询问患者许多问题：家庭经济状况、夫妻感情如何、儿女在哪儿工作、最近有什么不开心的事、睡眠好不好等等，而后才会根据患者的具体情况开出治病的药方，并在一个患者走出病房之前奉送他一句话："遇事要往开处想，心情不好是不利于治病的。"

在有些患者眼里，这些絮絮叨叨的大夫没什么本事，如果有本事的话，他根本用不着患者开口，只要摸摸脉就可以一清二楚了。其实不然，医生向患者询诊，是每一个中医大夫在诊断过程中必须要经历的过程，遗漏了这个过程，反而是一个医生失职的重要表现，因为人类许许多多的病因都会由于遗漏了这个"过程"而发生错断。

"语诊"作为中医学中的一种独门功夫，它的最大威力就是在给一个患者治病的过程中，医生想到的不仅仅是病的症状，还包括病的起因，但由于病症的同类化与千差万别的人性化不成正比，所以才只好通过"语诊"来了解患者的病因到底在哪里，最后以"心病必须心药治"的方法来达到治愈的目的。

"语诊"是中医学中的一种用语，反映在我们的最新医学用语中，就是当今遍及全球的"心理医生"。

这些医生虽然不具备在医院里坐诊行医的资格，也不懂得多少医药原理和诊治方法，但他们却常常能够以"外行"的身份来与"内行"的医生平分病患者的天下。

心理医生的生意之所以越来越红火，虽然与我们的医疗水平不能够满足广大患者的需要有关，但更重要的是因为我们现代人的许多疾病都与精神压力和不良情绪有关。如果仅仅从病症上看，这些病人根本就不像病人，既能吃，又能喝，还不耽误工作，但他们心里知道，自己确实病了，特别是当自己遇到不能开释的心理障碍时，通过心理医生来解开思想疙瘩，就成为许多心理病患者的首选。

应该说，这种心理治疗法不仅在一些比较发达的国家已经蔚然成风，而且在一些比较贫穷的国家中也已经风生水起，因为心理疾病不仅是人类健康长寿的最大威胁，而且已经变成人人都有份的"公共病毒"，虽然人人都想远离它，但没有一个人能够彻底摆脱它。

心理学的基本原理，就是通过对人的心理分析来找到一个人心绪不佳的根本原因，而后结合现实生活中人人都会普遍遭遇的种种不幸来开释患者：人生在世，不如意的事情常常十有八九，许多事情虽然我们的主观愿望是好的，但客观现实却常常不能与我们联袂起舞；还有些事情不是我们不想把它办好，而是我们根本不具备办好这件事情的能力；或者说我们虽然具备办好这件事的能力，但办好这件事情的条件还不成熟……总之，心理医生此时此刻劝导患者的每一句话都是在帮助患者释放心中的郁闷，虽然这些道理许多患者心里都明白，而且自己也曾经这样想过，但这时从心理医生的嘴里说出来，却能够产生出截然不同的两种效果。

严格说来，当代人的心理疾病之所以越来越多，并非都是由于物质病毒引起的（食物病毒、空气病毒、水源病毒等等），而是我们的心理障碍引起的。造成心理障碍的主要原因，是生活在竞争时代中的每一个人工作压力和精神压力都很大，人与人之间普遍缺少沟通的机会和时间，许许多多的工作矛盾与生活矛盾交织在一起，如果大家能够坐在一起把它说开了，其实并不是什么大不了的事情，但因为缺少了这种沟通，才导致许多胡思乱想一齐涌上心头，最后将似病非病的这个"魔鬼"引上身来。

由此可见，心理医生的任务的确任重而道远。

6 测试：这些关键词你都记住了吗

（1）据有关部门统计，目前已经发现的荷尔蒙有100多种，其中有25种为蛋白质荷尔蒙，其余为载体荷尔蒙。在这100多种荷尔蒙中，有10余种荷尔蒙对人体的健康和延缓衰老发挥着极为重要的作用。

（2）荷尔蒙中分有益荷尔蒙与有害荷尔蒙，两种不同的荷尔蒙在人体中发挥着两种截然不同的作用。据最新的医学研究发现，人体衰老的真正原因不是我们的身体器官如何，而是我们体内的荷尔蒙分泌量不足，如果能够通过一个科学的方法来实现对荷尔蒙的有效补充，人类的老化现象是完全可以中止的。

（3）与其说大脑是一个神经网，不如说大脑是一个荷尔蒙块，各种各样的荷尔蒙像人体内无处不在的血液一样，顺着神经电路分泌，并穿梭在数以亿计的细胞之中，既传达着大脑的正确指令，又把它们需要的各种物质分泌出来，使它们之间永远都和谐相处，而后在数以亿计的细胞联合互动中为人类的健康长寿提供保障。

（4）当一个人出现情绪波动时，往往与生气、发怒、焦虑、忧愁有关，每当这个时候，人的神经会突然感到某种紧张，于是，大脑在接到这种紧张的信息后会急剧分泌出一种叫作"去甲肾上腺素"的物质（一种有害荷尔蒙），从而引起体内血管的急剧收缩，进而造成血流停滞或者减缓。这种物理性变化不仅对身体不利，而且还会产生大量的活性氧，损伤遗传因子，生成氧化脂质，从而提高成年人的发病率。

（5）人作为万物中的一种精灵，其最复杂的地方就是他在种种事物面前往往是以三种思维方式（感性思维、逻辑思维、灵动思维）来指导自己的行为：感性思维主导着他的直观印象，逻辑思维陈述着他的智慧分析，灵动思维折射着他的意外发现。虽然三种思维方式各有千秋，但当它们交织在一起的时候，却更容易导致一个人的无所适从。人的情绪之所以常常出现不稳定，大多都是缘于这三种思维方式的相互作用。

第五章

脑内革命：从冥想开始

1   "想想"本身就是物质

　　"想想"不是一种没有任何形体的意识活动，而是一种物质，当一个人把自己的某种感受和刺激信息传达给大脑的时候，这种"想想"就会进行化学反应，产生出某种变化。

　　在人们的意识里，"想想"只不过是一种自由自在的脑力活动，虽然它具备能够超越任何时空的能力，但却是一种没有任何形体的精神意识。其实，这种认识是错误的。

　　譬如，当一个人受到外界的某种刺激时，他心里马上就会产生"愉快"或者"不愉快"的感觉，这种感觉，对当时的他来说只不过是一种想想而已。而当他把这种信息传递给大脑的时候，这些"想想"就会在大脑中变成一种物质，进行化学反应，产生某种变化。所以，对任何人来说都十分简单的"想想"二字，对大脑来说却是一个极具变化性的指示，那就是它在这种"想想"的刺激下到底会分泌出什么样的物质来（有益荷尔蒙或有害荷尔蒙）。

日本医学博士春山茂雄在《脑内革命》一书中说，每个人不管遇到什么问题，只有两种思维方式供我们选择，一种是利导思维，一种弊导思维。所谓"利导思维"，就是指凡事都从好的方面去思考、去理解，用一种乐观向上的思维方式去面对所有的问题；所谓"弊导思维"，就是指不管遇到什么问题，都是用悲观的心态去思考、去理解，有时候还人为地夸大对困难的想象，结果许多事情还没发生就首先把自己吓倒了。

在美国，就曾经发生过这样一件事：

一位电器工人在一个周围布满了高压电器设备的工作台上工作，为了安全起见，施工单位采取了很多保护措施来预防触电。可尽管如此，这位工人心里还是充满了高度的恐惧感，时时害怕自己一不小心触到了高压电器伤及到性命，所以在工作中十分小心，处处胆战心惊。虽然几天下来什么事情都没有发生，但他心中的这种恐惧感不仅没有减弱，反而在其大脑中形成了一种十分可怕的弊导思维。

某天，他正在工作台上工作时，一不小心碰到一根电线，还没来得及大叫一声就立刻倒地身亡了。从他死亡后的症状上看，与触电死亡的表象几无二致：身体皱缩起来，皮肤变成了紫红色和紫蓝色。但是到了验尸的时候，医生却意外地发现了一个惊人事实：那就是这个工人在触及到这根电线的时候，根本就没有电流通过，因为在此之前电闸并没有合上，而他居然就被"电"死了！

那么，他究竟是被电死的，还是被自己吓死的呢？——答案不言自明。

无独有偶，一家医院也做过这样一次实验：将20名患有程度基本相同的胃溃疡的患者安置在同一间大病房内，告诉他们：现在医疗界发明了一种新药，对治疗胃溃疡具有十分神奇的疗效，现在需要他们中的10个人来体验这种新药的效果，另外的10人继续服用原来的老药，看看两种药之间的差距究竟有多大。

20天过去了，服用新药的胃溃疡患者不仅病情有了极大好转，而且还有几个人恢复健康，可以出院了；而另外的10个人不仅没有好转，反而病情更为加重了。

是医疗界新近发明的这种新药在发挥作用吗？不是。其实医生让他们服用的是同一种药物，只不过将其中的一种"新药"稍稍变了变颜色而已。

通过以上这两个例子，我们可以清醒地认识到：不管是那个被"电"死的工人，还是那几位因为服用了"最新药物"的病愈者，他们的死亡和康复都不是实物的作用，而是"弊导思维"与"利导思维"的结果。

特别是那几位病愈的胃溃疡患者，当医生告诉他们这种"新药"的疗效时，就会在无形中唤起他们脑内的积极意识，高兴地想到自己服用了这种世界上最具神奇疗效的药物后，身体马上就会康复。于是，大脑在这种心理暗示的作用下，体内的有益荷尔蒙就会源源不断地分泌出来，结果真的战胜了疾病并赢得了健康。而另外的10位胃溃疡患者，由于没有得到"新药"的恩顾，自然会产生"老药不会出现奇迹"的思想，于是，弊导思维依然在大脑中我行我素，其结果自然可想而知了。

由此可见，"想想"不是一种没有任何形体的意识活动，而是一种物质，并且是一种与人类健康长寿密切相关的物质。因此，在许多科学家、心理学家都在谈论这些问题的时候，医学界也开始了"心灵与身体对话"的研究。这种研究的核心是，不再把心灵所思考的问题作为一种抽象的"个体"来对待，而是把思维物质化后的东西如何作用于身体来思考。

这种研究的积极意义，并非是强调意识的第一性，如果是这样，我们的健康研究便会不可避免地陷入到唯心主义的泥潭，而是把身体作为一种生命的载体，去积极探索、发现、开发、利用意识对人体的反作用。所以，在我们积极探讨人类健康与长寿的时候，就必须把思维与身体结合为一体，既不随意夸大思维的精神作用，也不随意贬低身体的物质力量，只有这样，才能使我们的研究和发现不会偏离"物质世界"这个轨道。

2 好心情不一定都需要财富和成功来打造

　　人不能改变环境，但可以改变心情；人无法摆脱苦恼，但无妨露出笑容。好心情不一定非要成功和财富不可，幻想也同样可以使人的心情变好起来。

当人们了解了好的荷尔蒙首先是来自于好心情的科学道理以后，也许有人会问，当代社会竞争如此激烈，在巨大的生存压力面前，一个人怎么做才能够有一个好心情呢？

这个问题问得好，因为它代表着诸多人的思想迷惑。在这些人眼中，只有财富和权力才能够给人带来好心情，只有成功和发展才能够给人带来好兴致。

其实，这种认识是不正确的。从根本上说，生存在竞争时代中的每一个人，不管是成功者还是失败者，不管是富豪还是贫民，没有压力和苦恼的人是根本不存在的，而且事业越成功、财富越多，人的苦恼和压力也会越大。其原因是，财富与权力、成功与事业、生存与发展，没有一样东西不是人人都想得到的，但这些东西之所以被少数人所拥有，就是因为他们比一般人付出了更多的辛苦、更多的精力，"成功的路上泪多少"，只有成功者心里最明白。

因此说，好心情不一定都需要财富和成功来打造，没有财富、没有成功的人也同样可以获得它。因为，许多好心情都是由自己来营造的，这个营造过程就是大脑的自由想象。这种想象，并不像坐禅、练瑜伽那样，要求一个人在进入冥想状态以后必须要全身心地入静，而是不讲求固定的模式，只要求一个人在进入冥想状态以后充分发挥出自己的想象力：小桥、流水、原野、牧歌、音乐、美景、虫叫、鸟鸣……凡是能够引起自己兴趣的东西，凡是能够激发自己兴趣的想象，凡是能够让人乐不可支的童年往事、人间趣闻、金钱美女、权力财富、阴谋野心……等等，都在这个"冥想"的范围之内。因此说，除了大脑存在智障的人之外，没有人不具备这种想象的能力。

从成功学的角度上讲，这种冥想与"幻想""梦想""痴人说梦"没有多大差别，但从心理学角度上讲，它却是一条通往健康长寿的康庄大道。因为只有当一个人的想象力在纵横驰骋的时候，他的大脑细胞才能够最大限度地活跃起来，而大脑细胞的极度兴奋则有助于分泌出最有益于人体的荷尔蒙。

这种冥想，没有人做不到，也没有人不曾做过，只是很少有人把它与人类的健康长寿联系起来，重视并长期坚持下去。

人世间许许多多的事情就是这样奇怪：越是容易做到的事情，越是没有人去做；而越是不容易做到的事情，人越是趋之若鹜。到头来，一辈子不仅没有成功过一件事，反而连自己的身体健康也搭了进去。

从根本上来说，人生一世需要的东西并不多，一天三顿饭、躺下一张床而已，但自从"名利"二字问世以后便引来了无数英雄竞折腰。上帝之所以常常说人"可怜"，说的就是人与人之间的相互争斗与攀比，把生命的意义完全歪曲了。

我们之所以把"心灵与身体的对话"作为本文的主旨，把"冥想"作为激活人体有益荷尔蒙的动力，就是因为这是件人人都能够做到，人人都容易做到而人人都忽视了去做的事情。也就是说，好荷尔蒙需要的好心情并非是一件十分难以做到的事情，因为它既不强迫人们去淡泊名利，也不需要人们去放弃追求，它只需要人们在休闲的时间多想一点高兴的事情而已，可惜的是有很多人连这一点都做不到。

做不到的理由是，在有些人心目中，那些根本实现不了的空想和幻想只能浪费自己的时间和精力，对于自己想要解决的问题和想要达到的目标根本就没有任何帮助。其实事情恰恰相反，特别是当一个人遇到十分棘手的问题时，思枯虑竭的思考只能令大脑更加疲惫。而疲惫的大脑此时又会在高频率的运动下产生烦躁感，如果你还不让它放松一下，它就会反叛出(分泌)最不利于人体健康的活性氧，使已经发生混乱的大脑在错误的指示下做出错误的判断；但如果此时当事人能够休息下来，去想一点愉快的事，想一点远离矛盾焦虑的事情，那么不仅会使大脑紧绷的神经得以缓解，而且还会促使体内有益荷尔蒙的分泌，使疲劳的大脑再度亢奋起来、思路清晰起来、精神饱满起来，做起事情来更加事半功倍！

遗憾的是，就是这样一个十分简单的道理，却使人类经历了N多年的研究才发现其中的真谛。

3 诚实是好心态的首要来源

世界上最累的人不是成功者，也不是失败者，而是那些整天说谎话的人。因为他们每说出一个谎言之后，至少需要十个谎言作为掩护。

大约在100年前，美国密苏里州伦道夫县有一个叫克拉克的村子，村子里有一户十分贫困的人家，家里有一个非常聪明的小男孩。有一天，小男孩的妈妈让他去把30个鸡蛋卖给村子里的一个邻居。临出门前，妈妈对小男孩说："孩子，这30个鸡蛋能卖40美分，如果邻居嫌贵，你就卖35美分吧。"孩子听了妈妈的话，就拿着鸡蛋到了邻居家。

邻居问他这30个鸡蛋要卖多少钱？小男孩就把妈妈告诉他的话，一字不差地告诉了邻居。邻居听后笑了，说："你这么聪明的孩子，把妈妈的话一字不差地告诉了我，如果让别人知道了，他们会说你太笨。但是，孩子，我不这样认为。我认为你很诚实，是个很难得的孩子，为了对你的诚实进行奖赏，我决定用40美分买下你的鸡蛋。"小男孩非常高兴，拿着卖掉鸡蛋后的40美分蹦蹦跳跳地回家了。——这件事，对他的一生都产生了十分重大的影响。

这个孩子长大后上了著名的西点军校，再后来他成了一位军事专家。他一直都没有改变自己这种诚实的好品质，并在多年的军事生涯中赢得了"诚实将军"的美誉，他，就是后来的奥·N·布雷特利将军。

从奥·N·布雷特利的这段童年经历中，我们不难得到这样一个启示：诚实虽然常常被人视为一种愚笨，但在一个越来越人性化的社会环境中，特别是当人类进入到知识时代以后，人与人之间的关系都已经变成了聪明人与聪明人打交道。所以，当知识碰撞和多疑善变成为一种社会共性时，憨厚与质朴反而会变成一种强势。

孔子常说："君子坦荡荡，小人常戚戚。"一个人要想心理健康，做人做事就必须首先光明磊落。

从人的体内结构上来讲，大脑作为身体的主宰者，它对人体各个器官发出的任何指令都可以被我们视为是"造物主"发出的命令，这个造物主的心情如何，往往与我们为人处世的方式方法有着极大关联。古人常说"白天不做亏心事，不怕半夜鬼叫门"，指的就是如果一个人常常是以一种美好的"善为"来处理身边的事物，那么不管他身处什么样的境况都会吃得香甜、笑得坦然、睡得安稳，这种坦然无忌的心境必然会使他体内的血液一直都保持在一种波澜不惊的状态，此时即便他不去刻意冥想那些美好的事情，有益的荷尔蒙也会在他的体内源源不断地分泌出来，使他的身体永远行进在健康的轨道上。

而那些习惯耍小聪明的人却恰恰相反，虽然有些小聪明可以让他们得到一些小便宜、小实惠，也可能铸就他们的大成功，但因为他们的大脑长期沉浸在搏斗的状态下，所有心血也都是消耗在防御他人进攻的气氛中，所以不管他们怎样去冥想那些美好的事情，有益的荷尔蒙都不会分泌出来。从荷尔蒙与大脑的"因果关系"上来讲，这似乎是一种"报应"的验证，但从人的本性上来讲，却是由于一个人性格中不可避免的两面性所造成的。这种两面性，就是一个人不管多么邪恶，都有他善良的一面，特别是当一个人步入老年以后，或者是功成名就之后，自己的功名或财富是怎么得来的，只有他们自己心里最清楚，所以，长时间的反思与内疚必然会导致他们的身体与健康长寿渐行渐远。

因此说，好的荷尔蒙虽然是来自于一个人的好心情，但人的好心情却常常与诚实和善良结伴而行。

4　努力向高品位冥想冲刺

人有食欲、性欲、攻击欲、征服欲、权欲、名誉欲等等多种欲望，但食欲、性欲和权欲在没有得到满足前往往欲望极其强烈，一旦满足可就会兴趣索然，因此，只有高品位的欲望才是人类的最高追求。

要想知道什么是高品位冥想，首先就要知道在人的一生中到底有多少愿望？

　　世界著名心理学家马斯洛博士在他的"欲望阶段论"中，把人的基本欲望分五个层次：一、生理欲望；二、安全欲望；三、所属和爱的欲望；四、承认的欲望；五、实现自我的欲望。这些欲望犹如人生中的一个个台阶，一步一步往上攀登，层次越高，人生的价值就越大。

　　生理欲望，指的是一个人的性欲、食欲和睡欲，这些东西一般被称为"原始欲望"，是所有动物都具备的一种本能，虽然难以高尚自夸，但它对于维持生命却绝对重要，而且必须要得到满足，否则物种就会从世界上灭绝。

　　安全的欲望，指的是一个人在饥肠辘辘的时候会不顾一切地寻觅食物，有时还会不惜冒着生命危险。但在满足了自己的生命基本需要以后，安全的需要就被提到了最重要的生活日程上。

　　所属和爱的欲望，指的是一个人生活在这个世界上必须要以某种形式来作为社会的一员存在，或者说要被某个集体所承认，这种内在要求既是一种社会归属感，也包含着需要对象的爱的行为。

　　承认的欲望，反映的是人的自尊心的本质要求，希望自己的出类拔萃被社会所承认。它包括一个人的名声、地位以及社会评价，也包括以种种形式来实施表彰或奖励的社会承认标志，等等。

实现自我的欲望，指的是一个人在社会上取得了重大成功以后，个人利益与他人利益之间的界线就会慢慢消失，言行听命于心，在不知不觉中为社会、为他人做出贡献。可以说，这是人生境界的最高层次。

马斯洛博士的"欲望阶段论"，虽然没有把人生五个阶段的历程讲述清楚，但却较为准确地描述了它们之间的必然联系，也就是说，每个人的欲望追求都是从"原始欲望"起步的，但随着人生阶段的不断前进，欲望也会一点一点地膨胀开来。而等到一个人可以在这个世界上"为所欲为"的时候，对于生命意义的思索必然会使他把个人价值和社会意义有机结合起来。

我们在这里阐述马斯洛博士的"欲望阶段论"，目的是想让大家清楚地看到，"名利"二字虽然是人类争斗不息的根源，但从生命的本义上来讲，每个人都不是为争斗而生存的，只有和谐相处才是生命本质的呼唤。

也许有人会问，通过高品位冥想来实现脑内吗啡的大量分泌有什么根据吗？

当然。从物质学的角度来讲，也可以这样解释：在人的身体内部有一个环境稳定机制，我们一般称它为"恒常性"调整系统。比如天气冷的时候，人身上的毛孔就会收缩，以防止体温的消散；而天热的时候，人身上的毛孔又会扩张发汗，以防止体温的进一步升高——这种自由收放的行为，就是人体内稳定机制的功能所致。

荷尔蒙的出现也是如此。当去甲肾上腺素、肾上腺素产生时，体内必定会同时分泌出另外一种被称为血清素的荷尔蒙来进行抑制。我们称之为负反馈。这种反馈反映在人体内部，就像一个恒温箱一样，随时调整着体温的平衡。

需要特别指出的是，在脑内吗啡中有一种叫"卡巴"的抑制性物质也一直都在工作。但有一点令人不可思议的是，当人的大脑在兴奋的状态下工作时，这种叫"卡巴"的物质却没有它的负反馈，只有β-内啡肽源源不断地分泌出来，使人产生愉快舒服的心情，这到底是怎么回事？目前还没有人能够解释清楚，但这种情况却是真实存在的，也许，这就是上苍传递给我们"进入这个世界"的信息吧。

通过马斯洛博士的"欲望阶段论"，我们可以清楚地知道，在人的五种欲望中，食欲、性欲、权欲、名誉欲虽然也能够为我们提供愉快的心情，但当一个人的食欲得到满足时，看到再好吃的西也会产生反感。性欲和权欲也是如此，在没有得到满足之前往往欲望极其强烈，而一旦满足后就会兴味索然。

而高层次的欲望却不同，其主要原因是，它不像低层次要求那

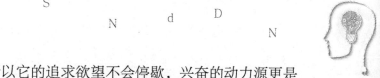
样容易得到满足，所以它的追求欲望不会停歇，兴奋的动力源更是源远流长，再加上这些高品质的追求往往体现着一种社会的要求，最容易得到社会的支持和拥戴。因此，这种为社会献身的精神往往比暂时的个人成功更容易激发体内有益荷尔蒙的分泌。

一句话，一个人要想拥有健康的身体和长寿的生命，必须首先使自己的精神状态始终活跃在较高层次的思想境界上。只有这样，体内的β-内啡肽才会用之不竭地汩汩涌流出来，为我们的健康和生命提供保障。

5　冥想也是可以训练的

人到35岁以后，每天都有10万个脑细胞要死去，要想使大脑保持年轻，就必须采用科学的运动方式，使大脑经常处于愉快的冥想状态。

人脑是由功能各异的五个部分组成的，即脑干（生命中枢）；小脑(运动之脑)；大脑，由左右两个脑半球构成；大脑基底核和边缘系统(动物之脑)；大脑新皮质(人脑)。

所谓对大脑进行冥想训练，其实就是对大脑的新皮质进行训练。其原因是大脑新皮质不仅是人类区别于其他动物的主要标志，而且也是人类生活走向复杂化的起点。所以，只要我们掌握了它的动力源泉，就不难在源头上控制住它的运行方向。

严格说来，人生一世，不管是长寿还是短命，在人生价值的追求上最令人难以割舍的就是"名利"二字。虽然佛学禅宗常常以看破人生者自居，试图把人类所有的矛盾纠纷都化解在"无为而治"的原始状态，但这种貌似至高无上的理论学说却严重违背了"物竞天择、优胜劣汰、适者生存"的自然法则。特别是科学技术的飞速发展，已经使人类的生存压力变得越来越大，虽然我们常常以"万物皆是空"的劝导来开释人的心怀，但人生际遇中的种种困惑、灾难、失败、疾病……却不是仅仅靠几句话就能够解决问题的。所以，对大脑进行冥想训练不能仅仅依靠大脑的主观意识，而应该借助于人体的肢体动作来配合大脑向有益的方面集中。

在这方面，古时的坐禅和当代的瑜伽中都有许多可以供人借鉴的地方。因为我们所说的冥想也和它们一样要求"入静"，但两者之间的区别是，坐禅和瑜伽要求的"入静"是"入定"，即一个人进入到某种冥想状态以后心中不能有一丝杂念，要极力驱动自己的大脑进入一种空旷无物的世界，让大脑充分享受到无忧无虑的轻松；而我们所说的"冥想"却不是让人不想东西，而是让人"收慑一切心神"，把自己的注意力集中到身体某一部位的肢体动作中来，通过对肢体动作的有效指挥来达到"身心合一"的目的。

目前，对大脑进行有效训练的方法有很多，但这些训练大多过分强调了对人的主观意识的引导，而忽视了调动人的肢体来有机配合，结果不仅不能使人"入静"，反而使人的精神更加紧张。久而久之，便会导致许多接受这种训练的人不是因为不得要领而半途而废，就是因为想入非非而走火入魔。

我们在下面介绍的这种冥想训练法，虽然也没什么高明的地方，但其突出特点就是把人的意识与肢体动作结合在一起，让大脑在训练中去感受肢体的信号，让肢体在训练中接受大脑有益的指导。

我们向大家介绍的这种大脑冥想训练法，是1932年德国神经生理学家舒尔茨发明的。他把冥想过程分为了六个阶段——

准备阶段（心情平静）：

这个阶段的关键是身心放松。找一个安静的地方，坐在靠背椅上，腰板挺直，双脚分开，宽度约与肩膀相同，自然垂直于地面，眼睛半睁半闭，视线落在前方1米左右的地方，口中自言自语着"心平气和"四个字，以能够发出声音来的效果为最佳。

第一阶段（重感训练）：

训练正式开始。首先训练重感。所谓"重感"，就是"感觉到有一种重量"。感觉重量的地方是双手双脚，先手后脚，比如有节奏地自言自语："右手重！"——"左手重！"——"右脚重！"——"左脚重！"——节奏切勿急躁，要缓慢平稳，这样手脚就会慢慢感觉到沉重，想抬都抬不起来，反复训练多次后身体会觉得既乏力又松弛。第二阶段（温感训练）——按照上述重感训练的要领反复自言自语："手脚温暖！"——"手脚温暖！"于是，手脚会慢慢真的产生出温暖的感觉。这种感觉会促动体内血液循环流畅，使全身的各处都得到氧气的补充，同时驱动β-内啡肽从松弛的脑子中分泌出来。

第三阶段（心脏训练）：

这个阶段的目的，是因为人的心脏跳动是不以人的意志为转移的，所以在训练中通过自言自语"心脏跳动平稳均匀"，来对心脏施加一些影响，促使心脏向着理想的状态调整。

第四阶段（呼吸训练）：

从生命学原理上讲，个人意志一般是不能控制自律神经的，譬如，一个人的呼吸可以按照个人意志"暂停一下"，但却不能让心脏暂时停止一下跳动。这个阶段的训练，正是利用这一特点掌握正确的呼吸法，特别是腹式呼吸，不仅可以促进脑内吗啡分泌，同时还可以促使血管扩张，加快血液中荷尔蒙的产生与流速。

第五阶段（腹部训练）：

这个阶段训练的目的是调节肠胃、肝脏、胰腺等内脏功能，从而获得更大的身心松弛。在这个阶段训练时，患者可以自言自语"肚子暖和"——"肚子暖和"，或"肠子慢慢蠕动"——"肠子慢慢蠕动"等等。

第六阶段（额部凉感训练）：

古代医学常有"头寒脚热"的说法，因此，让面部、头部感觉凉爽对身体是十分有益的。在做这个阶段的训练时，患者的精神要集中到头前部，自言自语道："额头凉爽舒服！"——"额头凉爽舒服！"慢慢地，额头就会产生凉爽感。也许短时间内不会像手脚感觉温暖那样明显，但不要性急，持之以恒会让你受益无穷。

以上就是大脑冥想训练中六个阶段的实践方法。

需要特别指出的是，这六个阶段的训练应因人而宜，有时候无须全部实践，有时候只需要锻炼一种方法即可，这要根据每个人的实际情况而定。

6　测试：这些关键词你都记住了吗

（1）当一个人受到外界的某种刺激时，心里马上就会产生"愉快"或者"不愉快"的感觉，这种感觉，对当时的他来说只不过是想想而已，但当其把这种信息传递给大脑的时候，这些"想想"就会在大脑中变成一种物质，进行化学反应，产生某种变化。

（2）从成功学的角度讲，冥想与"幻想""梦想""痴人说梦"没有多大差别，但从心理学角度讲，它却是一条通往健康长寿的康庄大道，因为只有当一个人的想象力在纵横驰骋的时候，其大脑细胞才能够最大限度地活跃起来，而大脑细胞极度兴奋才能够分泌出最有益于人体的荷尔蒙。

（3）小聪明虽然可以让有些人得到一些小便宜、小实惠，也可能铸就他们的大成功，但因为他们的大脑长期沉浸在搏斗的状态下，所有心血也都消耗在防御他人进攻的气氛中，所以不管他们怎样去冥想那些美好的事情，有益的荷尔蒙都不会分泌出来。

（4）实现自我的欲望，指的是一个人在社会上取得了重大成功以后，个人利益与他人利益之间的界线就会慢慢消失，言行听命于心，在不知不觉中为社会、为他人做出贡献。可以说，这是人生境界的最高层次。

（5）我们所说的"冥想"，不是让人不想东西，而是让人"收慑一切心神"，把自己的注意力集中到对身体某一部位的肢体动作中，通过对肢体动作的有效指挥来达到"身心合一"的目的。

第六章

科学运动：为长寿打好基础

1　百练走为先

在一个小小的足掌上，集中了体内器官所有的穴位，这些穴位都是五脏六腑的反射区，所以，一个人不管采取什么样的方式走路，都可以使足部所有的穴位变成"受体"，得到力度均匀的按摩。

在已故的中国伟人中，毛泽东、邓小平虽然没能活到百岁，但83岁、94岁的高龄已经足以令人羡慕。在有关他们的生活记载中，除了暑期到北戴河去游游泳之外，我们没有发现他们再有什么特殊的体育活动，但他们却有一个共同的爱好：散步。

这种习惯究竟是什么时候养成的？史料上并无记载。也许是从长征的时候开始的，也许是从被国民党围追堵截的八年抗战中养成的，但在中华人民共和国成立以后，他们这种良好的习惯却一直保持了下来。邓小平的小女儿毛毛在《我的父亲邓小平》中记述说，邓小平在"文革"期间被下放到江西，日子虽然难挨，但他每天吃完晚饭后都要在自己的小院子中散步两个多小时。

无独有偶的是，科学社会主义理论的伟大创始人马克思也同样有一个喜欢走路的习惯，他的伟大学说《资本论》就是书房中一边踱步一边构思完成的，以至于把厚厚的地毯踏出了一道深深的磨痕。

如果单单从脑力消耗和精神压力上来讲，世界上恐怕没有多少人能够比他们的脑力消耗更大，也没有多少人能够比他们的精神压力更大，但他们就是在那样的工作环境中、在那样的工作压力下，依然能够保持住自己的旺盛精力，靠的究竟是什么？

政治信仰自然是鼓舞他们奋斗不息的动力源泉，而锻炼身体更是他们离不开的物质支持。但因为他们的工作实在是太繁忙了，根本不可能抽出时间来进行某种专门的体育锻炼，于是，通过散步的方式活动活动筋骨、疏通疏通体内的血液就成为他们一种最科学的选择。

其实，除了这些伟人之外，许许多多长寿者都有喜欢走路或者散步的习惯，有的人在早晨，有的人在晚上，还有的人是在每日的三餐之后，活动时间一般都在1小时以上，虽然这种貌似漫不经心的锻炼没有任何妙诀，但天长地久之后却使他们不仅拥有了健康的身体和旺盛的精力，而且还赢得了比较长寿的生命。

生命在于运动，这已经是个老生常谈的问题了。运动的方式方法，可以说是名目繁多：跑步、游泳、跳舞、爬山、舞剑、打太极拳、打球、滑冰、气功、瑜伽、打拳……简直枚不胜举！但从根本上来说，却没有哪样运动能够比得上走路更有利于人类的健康长寿。

从生理学的角度来讲，足为人体之根。人体内的所有神经无一不是通过足部来向大脑传递出种种信息，足部的面积虽然不大，却集中了人体内大肠、胃、肝、肺、心、肾、脾等所有器官的穴位。有时我们锻炼身体也许是为了保护心脏，也许是为了康健脾胃，也许是为了疏通肝肠等等，但不管哪种方式的锻炼都有"攻击一点、不计其余"的弊端，只有散步式的锻炼能够"顾全大局"。

原因是在一个小小的足掌而上集中了体内器官所有的穴位，这些穴位都是五脏六腑的反射区，所以，一个人不管采取什么样的方式走路，都可以使足部所有的穴位变成"受体"，得到力度均匀的按摩，这是所有其他运动都不易达到的一种效果。与此同时，人体中的血液循环都是在头脚之间进行的，足部是所有血液流动时必须要经过的一个驿站，所以，不管什么样的病痛，在人的足部都有它的反射区。许多人都知道，劳累了以后用热水烫烫脚就能够很快解乏，其根本原因也在于此。

另外，需要特别提醒的是，据最新的医学研究发现，人在匀速散步的时候，如果再假以美好的冥想，人体内的β-内啡肽就会源源不断地分泌出来，而且比平时分泌得还多。究竟是因为美好的冥想促进了它的大量分泌，还是因为匀速的散步起到了激发它的作用，虽然我们的当代医学目前还不能做出一个理据分明的解释，但散步+冥想会促动β-内啡肽的大量分泌却已经是个不争的事实。

2　每天步行13000步

13000步是针对长期伏案工作的人来讲的，对一般人来说，有5000步也就足够了。但最重要的是坚持，一曝十寒是绝对没有效果的。

确切地说，人到25岁以后，大脑就停止了发育，身体也定型下来，一个人的身体素质到底如何也基本上稳定在了一个比较明确的指标上。这时候，一个人的运动目的应该是以消耗脂肪为主，使结实的肌肉不减少就足够了，如果再毫无节制地随意加大运动量不仅对身体无益，反而适得其反。

原因是，人在25岁以前，正处在身体的发育期，各种机能还不完善，特别是身体成长需要的多种营养素、维生素无不多多益善，这时即便有些对身体不利的元素吃进肚里，体内也能够产生出足够的SOD来中和活性氧这种毒素。但到了25岁以后，由于大脑停止了发育，SOD的储存就会一下子中断下来，或者转换成别的物质，给体内的其他器官造成损伤。

有关科学家曾经对100名运动员进行过一次详细体检，检查结果令人瞠目结舌：凡接受体检的运动员全部都有这样那样的疾病。为什么会出现这种尴尬的现象呢。难道说加强锻炼反而对身体有害无益不成？

事实并非如此，锻炼无疑是对身体有益的。但关键的问题是，运动员为了争取更好的竞技成绩常常会对体能进行透支性的锻炼，也就是我们常说的超负荷运动。结果，其虽然在竞技中取得了较为理想的成绩，但却极大地伤害了自身的健康基础。

在日常生活中也不乏有这样的实例，有的人生病以后，为了早日康复，拼命地锻炼身体；也有的老人为了健康安度晚年，退休后积极加入到高强度的体育锻炼中；还有一些患了肥胖病的人，为了把体重降下来，更是采用了"要瘦不要命"的运动方式来折磨自己，结果不仅没有达到目的，反而把自己本来健康的身体折腾坏了。

因此说，真正的体育锻炼不仅仅是一项运动，更是一门科学。它需要人们不仅去掌握它的活动技巧，还需要掌握住一个适度的"量"。一旦超越了这个量，就会像一个人把太多的东西吃进胃里一样，即便这些食物的营养价值再高、营养素再好，带给人的也依然是伤害。

据医学研究发现，人到25岁以后；开始走向衰老；35岁以后，平均每天要有10万个脑细胞死去，肌肉也会逐渐出现衰弱。因此，一个人要想保持自己的青春活力，首先就要保持住自己的大脑年轻，而大脑的年轻又必须建立在脑细胞的活跃基础之上。

我们之所以提出"每天步行13000步"这一生命主张，是因为这项运动不仅是激活脑细胞的最简便途径，而且只要掌握了它的基本要领，人人都可以操作。

需要指出的是，我们所说的"步行"与平常的步行方式略有不同——

首先，脚后跟着地，膝盖不能弯曲，脚迈出着地时，脚后跟要用力踩地；

其次，第二步跟进时，后跟进的脚尖要后离地，尽量使膝盖后面、大腿前侧和脚的正面肌肉拉伸，从而刺激神经；

其三，忌穿高跟鞋，因为它会使你的身体失去自然的平衡，给神经传达造成障碍，目前许多女性的疾病都与长期穿高跟鞋有关；

其四，不能带着狗或其他宠物一起走路，这样会分散你的精力，导致你左顾右盼，使注意力不能集中在自己的脚步上；

其五，中间不能停歇，哪怕是在马路上遇到红灯，也要坚持在原地踏步，否则，正处于工作状态中的身体机制会立即停止对脂肪的消耗；

其六，速度要匀称，不能太急，也不能太拖沓。太急了容易导致肌肉增加对氧气的需要量，太拖沓了容易使体内机制失去有效的配合；

其七，步行时间因人而异，体弱多病的人开始一次只走10分钟即可，而后慢慢增加到30分钟、60分钟、90分钟；

其八，人的一般行走速度是1分钟80米，步行准备活动的头1分钟宜控制在50米左右，等到全身放松愉快以后，每分钟的速度再提到100米，结束之前的5分钟再缓慢行走。

总之，这种步行方法虽然对人有一点小小的要求，但只要能够坚持两个月，你就会开始觉得腿脚肌肉在逐步拉紧绷直，这说明锻炼已见成效，肌肉在逐步得到增强，从而使脑细胞处在活跃的状态中。

3 减肥，是让肌肉去燃烧脂肪

人的体重每增加1公斤，身上的毛细血管就会延长若干米，因为延长的毛细血管也同样需要血液来循环，因此一旦血液循环流不到神经末梢，体内的器官就会发生许多病变。

随着人类生活水平的不断提高，患肥胖症的越来越多，世界卫生组织向人类公开宣称：肥胖是一种慢性疾病，在影响人体健康方面一直扮演着"死亡五重奏"的角色，人类"时代病"中的冠心病、高血压、高血脂症、糖尿病、脑血管病甚至是种种癌症也无一不与肥胖有关。与此同时，肥胖又是一种最容易被人忽视、被人低估而且发展最快的疾病！21世纪最可怕的疾病就是肥胖！

由此可见，肥胖已经成为人类的一种公害！据有关部门统计，世界上因肥胖导致疾病而死亡的人数已超过因饿死而死亡人数的两倍多！在中国，每100个人中就有6个人是胖子！另据国外报道，在对以25～30岁人群为调查对象的普查中发现，人的体重每超过1斤，

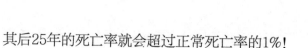
其后25年的死亡率就会超过正常死亡率的1%!

如此可怕的数字，不仅把世界医疗界的目光聚焦在了对人类体重的管理上，而且也把人类的饮食习惯、健康指标、营养考量统统送上了被重新认定的"审判台"。特别是儿童肥胖问题值得关注，"小胖墩"现象已经令人担忧，肥胖不仅使他们在升学、求职、社交等方面面临着巨大的压力，而且也为他们的健康亮出了未老先衰的信号!

另据最新的医学研究发现，人的体重每增加1公斤，身上的毛细血管就要增长若干米；若是体重增加10公斤呢？那将是件多么可怕的事情!因为，既然都是血管，那么这些延长的毛细血管也同样需要血液循环来保持其生命活力，所以人的身体一发胖血压就容易升高，而血压升高的结果必然会加重心脏的负担。于是，许多疾病也就应运而生了。——这就是目前许多健身活动越来越受到人们青睐的社会基础。

为了把体重控制在一定的范围内，医疗界、美容界、饮食界都纷纷打出了自己的重拳：运动、节食、吸脂、针灸、按摩……种种减肥手段争相出笼，但效果却并不理想，有的甚至因为运动过量而导致肥上加肥，有的因为节食过度而造成营养失衡，还有的因为光疗瘦身而破坏健康基因，等等。那么，控制人类体重的途径究竟在哪里呢?

这不能不使我们想到有关人体健康的一个重要因素：肌肉。

从人体的基本结构来讲，体重是肌肉与脂肪的总量，它既包含着人体内的血液、水分，也包含着筋、骨、腱等等结缔组织。我们说一个人得了肥胖症，主要是指这个人的体内脂肪有了额外增多。通过运动来减少脂肪的堆积，虽然是一种好的方法，但过激的运动不仅达不到减肥的目的，反而会让人肥上加肥。其根源是剧烈的运动会使体内顿时产生对氧气的大量需求，而这些被体内吸收的氧气又必须首先供应给正在运动中的肌肉，根本就顾不上早已"闲置"在一旁的脂肪。结果，肌肉会越运动越强健，而脂肪却因为强健起来的肌肉的强烈供给，反而变得越来越丰满。

从医学角度讲，肌肉剧烈运动，血流会偏向一边，难以流遍全身、流进骨骼里去，最终的后果，可能会导致许多老年人患上骨质疏松症。这不是危言耸听，而是科学的真实发现，这就像有些高级宾馆的旋转门一样，当它转动太快时，人是无法进去的，只有当它的转速与人的步速基本吻合时，人才能够从容进入。

因此说，人体内的脂肪是靠肌肉来燃烧的，而肌肉消耗脂肪的最佳运动量不能超过用220减去年龄得出的数值——最大心率。比如，一个50岁人的运动量就是220-50=170，这个170，就是他心脏

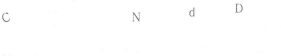

的最高承受率(1分钟脉搏的跳动次数)，一旦超越了这个心率，不但达不到强身健体的目的，反而会因为心跳过速而造成猝死。

所以，真正科学的减肥方法是把运动量控制在最大心率的60%～70%，这时脂肪才能开始燃烧。这个百分比例反映在人体的感觉上，就是运动时微微出汗、稍稍喘气，但决不能大汗淋漓、气喘吁吁，否则就适得其反了。

目前，医学界都把肌肉称为"人的第二心脏"，这已经充分证明了肌肉对人类健康的重要性。从这个意义上讲，不管是我们倡导的漫步运动也好，还是人们习惯采用的打太极拳、骑自行车、爬山等运动也好，都要把它控制在自己心率跳动最大值的60%～70%之内。只有这样，我们体内的脂肪才会被肌肉燃烧，从而达到减肥瘦身的目的。

4　健身体操的有益选择

剧烈运动只能增强身上的肌肉，而不能减掉应该减掉的脂肪，所以，步行＋健身操才是两种最好的锻炼方法。

体操作为一项轻松愉快的健身活动，越来越受到人们的青睐，每天早晨，健身房、公园内、小河边、树林中……到处都可以看到做体操活动的老年人、中年人还有年轻人。确切地说，这是一项十分有益于人体健康的健身活动，因为它不仅有助于肺部的吐故纳新，而且还有助于体内的血液循环和肌肉的有效放松。

但是现在的体操种类实在是太多太多了，有时很难让人选择出一种最适宜于自己的健身体操，特别是有些喜欢体操活动的人，在学习方式上更是多多益善，什么样的体操都学，短短几年时间就把体操中的"十八般武艺"都学到了手。在实践中，每次锻炼都把"十八般武艺"轮流练习一遍，自认为这样一来，自己的身体一定比只会一种活动方式的人更容易赢得健康，殊不知这种认识完全错了。

确切地说，不管什么样的体操都有它明确的针对对象，虽然它们之间一招一式有很多相似的地方，但连接这些一招一式的通路却有着天壤之别，有的连接的是气道，有的连接的是血脉，有的连接的是肌肉，有的连接的是筋骨等等，如果连接错了，不仅达不到健身的目的，反而会给自己的身体带来伤害。这就像一张渔网一样，在由千丝万缕织成的网眼中，每根细线上都有无数个结，但每根线通向哪里却是不能改变的，一旦改变了它，整张渔网的结构就会彻底被打乱。

所以，学体操也像学武功，必须要以一派的武术招式为宗旨，专注一家，发奋勤进，只要假以时日，最终必将有大成。

体操运动虽然名目繁多，但所有活动无非出于三种目的：健康、健美、竞技。虽然三者的目的各有不同，但如果没有了健康，健美就没有了意义，竞技也会失去基础。

在这里我们给大家介绍一种健身体操，虽然它不是所有体操中的魁首或精英，但它却是对人体有百利而无一害的健身训练。这种训练与其他体操的主要不同点是"拉伸"通过拉伸人身上平时不用的肌肉，来刺激它的细胞活性，在强健肌肉的同时还可以促使它分泌出更多的脑内吗啡。

这套健身操共有8种动作，锻炼时无须循规蹈矩地从头做到尾，先学会哪一个就从哪一个动作入手，而后逐渐增加，只要持之以恒，定当受益匪浅。

这8种动作是：

（1）双手手指交叉，伸直腰肢，使劲举过头顶，想象自己被天花板吸上去的情景。全身肌肉往上拉伸，得以舒展。

要求：情绪宽松平静，但身体保持紧张，聚精会神，一心想着上升、上升、上升。如两边侧腰感觉疼痛，便说明已见成效，但疼痛不宜剧烈，要适可而止。

（2）双手背在身后，手指交叉，缓缓向后上方提拉，扩张胸肌和后背的肌肉。保持后背伸直姿势，身体不要前倾。

要求：动作要缓慢，不要使用猛力，想象自己像一只合起翅膀的鸟儿，不用扇动翅膀，就可以自由滑翔，感受天空好蓝、大地好绿。

（3）席地而坐，两边脚掌相触，以手支撑。开始微微后仰，然后前俯，稍感疼痛时为止。

要求：关键在于缓缓前俯。如疼痛不堪，则不必勉强。想象自己全身将要脱离引力，身体的重量逐渐变轻，大地的气息都从手掌进入身体，这时体内的毒素会被慢慢排除，身上逐渐有舒服轻巧的感觉。

（4）侧卧，以一只手支头，另一只手抓住脚脖子，将脚掌拉近身体，以拉伸双腿至腹部的肌肉。如用力拉伸，后背也可得到伸展。

要求：腹式呼吸，虽然用力，但是要把速度放慢，想象自己是静卧在大草原的马儿或者白羊，在清新的空气中悠闲地伸展身体和手脚。

（5）仰卧，伸展身体，一腿曲起，双手抱住，往上身拉靠，脖子伸直，然后一边抱膝靠近面部一边抬头。另一条腿反复同样动作。

要求：动作要舒缓，想象自己是在大海中嬉戏的鱼儿，首尾轻松地摆动着，享受着大海的宽阔和沉静。

（6）伸直一腿，另一腿弯曲与之交叉。身体与头部尽量扭向与弯曲的一脚相反的方向，拉伸后背和脚外侧肌肉。

要求：最好是在古典名曲中享受此刻的肌肉拉伸，把自己想象成悠闲地站在树梢上歇息的鸟儿，充分享受着春天的阳光温暖。

（7）双手着地背朝天，后背拱起、拉伸。

要求：把自己想象成伸懒腰的小猫，在春天的阳光下，那种舒畅、舒服从心里油然而生。

（8）一只脚往后伸直，上半身尽量前伸，如起跑姿势，拉伸腿腱和后背。

要求：把自己想象成在如画的荷塘中亮翅的白鹤，姿态优美，与画合而为一，心情惬意非常。

这套健身体操的最大好处是：可以使身体柔软，血流畅通，而且利于通便，如果能够在每天洗完澡后坚持锻炼15分钟，效果则会更明加显。

5 学点穴位按摩

人体中有365个穴位，按摩这些穴位可以通过大脑的上行性纲状，来激活系统与A10神经相连，刺激穴位分泌出β－内啡肽。

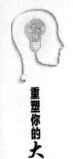

在中医学理论中，针灸与按摩是两种离不开的治病手段，在我国古老的医学《内经》、《难经》、《甲乙经》、《伤寒》、《金匮》等医籍中都有记载，已故的山西名医赵缉庵先生曾经将此合编成四卷——《针灸要诀》、《按摩十法》、《针灸经穴图表》和《针灸验案》，书中主要介绍了作者多年的临床治疗经验，虽然此书鲜为业外人士所知，但对一个业内人士来说不知道此书的人恐怕不多。

简单地说，针灸与按摩是针对人体上的某个穴位而实施的两种医治手段，针灸主要分镵、针、圆针、鍉针、锋针、铍针、利针、毫针、长针、大针九种，虽然粗细长短不同，但其疗病之意都不外乎取气、取血、取痛、取痹之用，或者用以疏通关节，或者用以攻邪散结；而按摩则是通过摸、推、刹、敲、拿、广、抖、伸、活、意十法来推开体内淤气死结，达到气血畅通、活络筋骨的目的。

严格说来，针灸与按摩同属一个宗脉，两者之间的区别是，针灸是把人体内的肌肉分为三层：初层为天部，二层为人部，三层为地部，什么样的疾病，针刺到何种程度，不仅在一提一刺之中有很多讲究，而且必须配合以很多的手法；而按摩是针对人身上的365处关节、12种经络以及七经八脉，来以手运气，以指代针，通过揉、拿、按、掐等手法，来对人身上的某个穴位施加一定的影响，在一上一下、一起一落、一紧一松、一推一拿之间，把人体内的皮、肉、血、筋、骨中的邪气驱散，促进血液循环、增加皮肤抵抗力、调整神经功能，达到健康的目的。

客观地讲，每个人一生中都会生病，但不管什么样的疾病，其症状表现也不外乎"痛、痒、麻、肿、酸"五个字。痛是因为身体的某个部位受到了伤害，急需要人们对它采取保护措施；麻是提醒我们体内的某个器官组织受到了压迫，提醒人们赶快改变原来的行为姿势，来解除对它的折磨；痒是皮肤细胞遭到了骚扰，需要我们用手去挠挠它，来改善这个部位的血液循环；肿是受伤的部位被迫停止了活动，急需要得到及时的休息和修补；酸是告诉我们赶快停止这个部位的工作，让它放松放松。

我们在这里提倡大家都学一点穴位按摩，一是指这种方法可以有病治病，无病强身；二是指这种方法简单易学，只要找来一本人体穴位图就可以按图索骥地学习实施了。

按摩虽然对人体健康有那么多好处，却至今没有形成一种"全民运动"，其根本原因是，大家只知道按摩能治病，却不知道按摩能强身。

从根本上来说，穴位按摩的手段虽然很多，但其目的却只有两个：

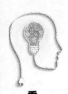

一是促进血流畅通。我们在前面的章节中已经讲过，人的生命是靠血液流通来维持的，一旦血液流通不畅，血管就会发生收缩，进而出现氧气供应不足，于是体内就会产生乳酸。有些经常出现肩痛、背痛、脖子痛的患者，在诉说自己的症状时，无一不是把"僵硬、死板、酸痛"这些现象描述给医生，但真正的病因却是沉积的乳酸造成的。这时只要有人上前去帮助他轻轻地揉动一会儿，沉积的乳酸就会自动散开，于是，疼痛感就会消失。——其实，由于乳酸沉积所引起的疾病有很多很多，譬如皮肤老化、内分泌失调、高血压、心脏病等等，无一不与乳酸沉积有关。

二是促使体内有益荷尔蒙的分泌。体内荷尔蒙的分泌虽然时时都在进行，但有益荷尔蒙的分泌却是有条件有要求的，那就是一个人的好情绪与内脏器官的有机联动，但因为人的情绪很难按照自己的意愿行动，所以通过按摩来帮助它们协调一致就成为一种必不可少的有力支持。

总之，按摩作为一种既经济实惠而又简单易学的保健方法，人人可学可用，只要我们重视起来、行动起来，许多疾病就会离我们越来越远，实现人类125岁的寿命也会变得越来越可期可待。

6 剧烈运动后不能马上休息

人在剧烈活动时，体内的血流量会陡然增大，突然间停歇下来，会使流通顺畅的血液突然间出现缺氧的现象，这种"氧气负债"带给人体的伤害往往会比超量运动还大。

在现实生活中曾经有过这样一个实例：

3年前，有一家老两口一起退休了，男的60岁，女的55岁，为了使自己能够有一个健康的身体来安度晚年，他们决定从退休的第一天起就把锻炼身体提到最重要的议事日程。

男的退休前属于文职人员，由于平时工作比较忙，再加上文质彬彬的性格，所以许多人们都十分熟悉的娱乐活动他几乎一样也不会，例如打球、游泳、扭秧歌、打麻将、打扑克、下象棋等等，别说不沾边儿，甚至连看一眼的兴趣也没有，他的唯一爱好就是散步，一个人走到原野或者更远的地方，一散步就是两三个小时，并且风雨无阻。3年下来，不仅健康如初，而且精神更加矍铄。

而他的老伴呢，退休前虽然是个工人，但从年轻的时候起就是厂内的文艺活跃分子，退休后更是把打太极拳、扭秧歌、舞剑之类的健身活动作为自己的参与项目，每天不把自己活动得大汗淋漓绝不罢休，乐此不疲，天天如此。可遗憾的是，3年过后，她的身体健康不仅没有更大的进步，反而时常头疼脑热，动不动就感冒发烧，甚至还患上了脂肪肝和糖尿病。

这是怎么回事呢？难道锻炼还不如不锻炼更有利于人的身体健康吗？老两口带着这个问题去请教了一位保健专家。

专家在了解了他们各自不同的活动方式后，问女方："你每天在做完各项剧烈的运动以后，是马上休息呢，还是再继续轻松活动一会儿再休息？"

女方说："当然是马上就休息了。我已经活动得没有一点力气了，哪儿还有力气再继续活动一会儿。"

"这就是你锻炼身体还不如不锻炼的根源了。"专家说，"从健康的角度来讲，世上所有的运动都会给人体内的血液循环带来帮助，但很少有人知道，真正对人体有益的运动并不是剧烈的运动，而是最适宜自己身体需要的运动。特别是一个人在做完剧烈的运动之后，是绝对不能马上休息的，否则，由于剧烈运动后大脑急需氧气输送，容易导致体内的血液产生倒灌，由此还容易使人患上各种疾病。许多人常常把超负荷运动视为强身健体的一项重要保证，其实这是一种很不科学的认识，因为它的主观意图是试图以积极的利导思维强迫身体去接受那些不能胜任的极限状态。"

老两口听得目瞪口呆！

在健美与瘦身成为时尚的今天，不少人都纷纷加入了剧烈运动的队伍：跑步、体操、游泳、爬山、滑冰、蹦极、攀岩……应该说，不管什么样的运动都会对人体内的血液循环带来好处，但有些剧烈运动却不是人人都适应的，特别是有些人在活动得大汗淋漓之后马上休息，不仅不能给身体带来益处，反而更加有害健康。

其理由是，人在激烈运动的时候，体内的血流量会陡然增大，如果突然间停歇下来，流通顺畅的血液会骤然间出现缺氧的现象，身体在这种"氧气负债"的状况下，会使血液在流动中出现"再灌流"障碍，还可能导致大量活性氧的产生。

血液中的"再灌流"现象，就是人在经过剧烈的运动之后立即停止下来，体内的血管马上就会发生收缩，但人的心脏泵却是一刻也不能停止跳动的，这时，血液在心脏泵的压力下必然会勉力地流动，于是，大量的活性氧便通过去甲肾上腺素源源不断地分泌出来。

对于活性氧带给人体的伤害，我们在前面的章节中已经讲过，活性氧是一种人体中离不开的物质，但它的分泌量一旦过多，就会在人体内制造出许多衰老物质，破坏遗传基因，构成对人类健康和

长寿的最大威胁。一位日本学者在美国《全国科学院学报》电子版上发表研究成果时也同样说道：我们在研究中发现，人体内的细胞凋亡完全是由活性氧诱导造成的，如果我们能够在今后的生活中以科学的方式和个人行为避免活性氧的大量产生，就完全可以有效地遏止细胞的凋亡。

在这里，我们不妨冒昧地以性生活为例。从性交能够促使体内有益荷尔蒙的产生上来看，性交应该是一件很好的事情，因为它能够使人的身心得到极大的愉悦，对人体的内循环系统、神经系统、消化系统也是一项极具活力的运动。但许多人的不恰当方式是，在房事中经历了相当剧烈的运动之后，性生活一结束就马上背过身呼呼睡去，这不仅使自己已经达到极限的血液流动、神经紧张、肌肉张力、心率跳动失去了慢慢缓和下来的机会，而且也使高度集中的大脑一下子涣散到散漫无缰的状态中，这对人的身体健康是极其不利的。正确的房事要求应该是，在性交结束以后站起来在屋子里走一走，或者洗个澡，或者夫妻间再说一会儿话。总之，让自己的身体进行一些适宜的活动，而后再渐渐入眠。这样，人的身体才会在已经平复下来的状态中得到很好的休息。

7 腹式呼吸有益于荷尔蒙分泌

腹式呼吸可以促使沉积在肺部下面的前列腺素分泌出来。这种荷尔蒙，对促进血液循环和缓解心律不齐有着显著的疗效，对呼吸系统疾病、心脏病、高血压也有明显的效果。

吐纳，在我国的中医、气功和武术界中是一种非常有益的健身方法，一个人如果能够学会一点科学的吐纳即腹式呼吸方法，将会对身体健康带来无穷的好处。

吐纳的医学原理是，腹式呼吸会分泌出一种对人体健康十分有益的前列腺素，这种物质在人体中具有消除活性氧、扩张心脑血管等功能。但这种物质一般都大量沉积在肺部下面，如果仅仅采用胸式呼吸一般都不能分泌出来，原因是胸式呼吸都是在人的胸廓与肋间进行的，与人的五脏六腑联系不太紧密。而腹式呼吸却是在人的胸内横膈膜上下活动，于是，前列腺素也就可以从细胞中渗进到血管和淋巴管中来，不仅可以消除活性氧的毒素，而且还可以促进人体内的血液循环。腹式呼吸的关键，是姿势自然放松，动作不能过于急躁，否则会事倍功半。关于腹式呼吸表现的形式，最典型的就是我们经常在寺院中看到的有关佛像的身体形状，只要你留心观察一下就会发现，所有佛像的心窝都是凹下去的，这就是腹式呼吸的姿势，所以其神态端庄而优美。

在这里，我们向大家介绍一种最简单的腹式呼吸训练法，这种方法简单易学、十分有效：

首先，舒适地坐在椅子上，伸直腰板，两肩放松，双手的大拇指和食指围成圆圈状，很自然地放在膝盖上，全身松弛，导入呼吸舒畅的暗示；

第一步：鼻子极其缓慢地吸气，精神高度集中在肚子上，一边吸气一边有意识地鼓起下腹部，直至感觉实在吸不进去时再停止呼吸；

第二步：尽量延长屏住呼吸的时间，实在憋不住时才从嘴里一点一点往外吐气，并且一边吐气还要一边收缩下腹部。吐气时间一般为20秒，吐完最后一口气后还要记着收缩肛门；

第三步：鼻吸口吐，下腹部随着呼吸不断地膨胀和收缩，一次5分钟左右，反复10次。

最好每天做3回，如果有困难，两回亦可，即每天的中午和晚上睡前各做一次，但时间不宜太长。

这种方法貌似简单，其实作用却很大，因为人们在运用腹式呼吸时可以使自己的腹部得到自由的收放，还可以刺激肠胃的蠕动，加快体内的新陈代谢，提高人的肺活量。

所谓腹式呼吸法，主要是指在人吸气时要尽量让自己的腹部凸起，吐气时尽量把自己的腹部凹回去。刚开始做这种训练时，身体会感到莫名其妙的紧张，但形成习惯以后反而会有一种十分舒畅的感觉。

据最新的医学观察发现，人在采用腹式呼吸时大脑内就会产生出一种a波（一种与β-内啡肽交替出现的有益荷尔蒙），这种荷尔蒙在人正常吸气时一般不会出现，而当一个人屏住气和徐徐出气时，它却意外地出现了。如果此时给这个人验血，则完全可以证明此时他体内分泌的正是这种有益的荷尔蒙。

众所周知，每个人都是靠呼吸活着的，停止了呼吸，人马上就会死亡。然而，不懂得腹式呼吸法的人一般都是采用胸式呼吸来维持生命的存在，但这种呼吸对肺的使用量仅仅是它的1/3，而在另外的2/3肺内却依然沉积着旧空气。如果运用腹式呼吸，就可以充分发挥肺的全部功能，使体内的各器官到处都享受到新鲜空气的给养，既有利于净化血液，更有利于脑细胞的活性化。

这种腹式呼吸的要点，就是所有呼吸都必须是在"有意识"的指导下进行，"缓缓吸气"—"深深憋气"—"慢慢出气"，是腹式呼吸中的三个关键词。因为只有这样，才能够使脑波维持在10赫以下，就大脑的生理而言，这个指数也正是脑a波最容易出现的时候。这就像医生给病人量血压时一样，会不断地提示他："慢慢吸气……再吸气……憋气……憋住……缓缓出气……出慢一点……"在医生的这种提示下，你可以在量压器上清楚地看到，在深呼吸与浅呼吸之间明显存在着10～20个压差。同时，人们还通过X光透视清楚地观察到，采用这种鼻吸口吐的腹式呼吸可以促使体内产生出大量前列腺素。

还有一点需要提示大家的是，这种腹式呼吸在一个人入浴的时候效果更佳，适中的热水温度，在使人感到无比惬意的同时还能够使人体内的所有神经系统都得到放松。这时，一个人半躺在浴盆里，半闭着眼睛，吸气时把自己的肚皮缓缓凸起来，让热水慢慢地滑落下去；出气时缓缓将自己的肚皮凹回去，让热水慢慢淹没自己的胸腹。——这种腹式呼吸的效果，往往比在其他环境中的腹式呼吸效果更佳。但对一个初学者来说，这种训练最好不要超过10分钟，长时间的训练虽然无害，但这种呼吸法的肌肉运动量太大，呼吸时间太长了，第二天会感觉肌肉酸痛，最好还是适可而止。

8 测试：这些关键词你都记住了吗

（1）足部的面积虽然不大，却集中了人体内大肠、胃、肝、肺、心、肾、脾等所有器官的穴位，我们锻炼身体也许是为了保护心脏，也许是为了康健脾胃，也许是为了疏通肝肠等等，但不管是哪种方式的锻炼都有"攻击一点、不计其余"的弊端，只有散步式的锻炼，才能够"顾全大局"。

（2）据医学研究发现，人到25岁以后，开始走向衰老；到35岁以后，每天要有10万个脑细胞死去，肌肉也逐渐出现萎缩，一个人要想保持自己的大脑年轻，就要每天坚持步行13000步。

（3）人体内的脂肪是靠肌肉来燃烧的，而肌肉消耗脂肪的最佳运动量不能超过用220减去年龄得出的数值——最大心率。比如，一个50岁人的运动量就是220-50=170，这个170，就是他心脏的最高承受率(1分钟脉搏的跳动次数)，一旦超越了这个心率，不但达不到强身健体的目的，反而会因为心跳过速而造成猝死。

（4）体操运动的种类有很多，但不管是什么样的体操，都有它明确的针对对象，虽然它们之间的一招一式有很多相似的地方，但连接这些一招一式的通路却有着天壤之别，有的连接的是气道，有的连接的是血脉，有的连接的是肌肉，有的连接的是筋骨等等，如果连接错了，不仅达不到健身的目的，反而会给自己的身体带来伤害。

（5）穴位按摩的手段虽然有很多，但其目的却只有两个：一是促进血流畅通，二是促动体内有益荷尔蒙的分泌。按摩是一种很好的保健方法，如果持之以恒地坚持下去，会给人类的健康与长寿提供很大的帮助。

（6）日本学者在研究中发现，人体内的细胞凋亡完全是由活性氧诱导造成的，如果我们能够在今后的生活中以科学的方式和个人行为避免活性氧的大量产生，就完全可以有效地遏止细胞的凋亡。

（7）胸式呼吸只能维持生命的存在，因为它对肺部的使用量仅仅是它的1/3，而在另外的2/3肺内却依然沉积着旧空气。如果运用腹式呼吸，可以充分发挥肺的全部功能，还可以使体内的各器官到处都能享受到新鲜空气的给养，既有利于净化血液，更有利于脑细胞的活性化。

第七章

合理饮食：为健康提供保障

1　饮食是一门大科学

　　保持大脑年轻和人类长寿的最大敌人之一，就是饮食过量。饮食过量、偏食以及各种化学物质的影响，都会在无形中缩短人类的寿命。

我国对饮食文化的研究由来已久，"五谷为养、五果为助、五畜为益、五菜为充……谷肉果菜，食养尽之"的养生宝典更是把科学饮食与人类的健康长寿关系阐释得淋漓尽致！但非常遗憾的是，人类在许多美味佳肴的诱惑下失去了应有的警惕，有意无意中构成了对身体的严重伤害。

据有关部门统计，人类80%的疾病都与饮食有关。这个"吃"，不仅仅是指吃得多、吃得少、吃得不卫生、吃得没营养等等，而是指吃得不科学。严格说来，人与人之间虽然由于身高不同、劳动量不同，无法做出一个统一的饮食标准，但在给养与消耗之间却有一个可以恒定的指数。这个指数，就是一个人不管吃进了多少东西，或者吃进了什么样的东西，都必须要有一种必需的劳动去把它消耗掉，一旦不能把它消耗掉，这些没有被消耗掉的东西就会在体内变成脂肪，形成对血管的积压，使血液无法畅通，于是，高血压、心脏病、糖尿病、心脑血管病……便应运而生了。

需要特别指出的是，在需要与供给之间还有一个消化能力的问题，有的人属于那种大食量的人，消化能力较强，虽然吃进了许多东西，也没有进行多么大的体力活动，却都能够消化掉，体内的血糖指数以及各项指标都保持在一个健康的水平上；而有的人虽然吃进的东西很少，也在极力扩大自己的活动量，但就是不能很好地消化，甚至造成了体内各项指数的超标。

严格说来，这种情况通常都与一个人的年龄有着极大关系，特别是那些正处在长身体阶段的年轻人，不管他们吃什么，也不管吃了多少，只要不太过分，都会由于"成长素"的需要而被全部吸收。换句话说，这个时候他们吃进去的许多营养都不是被活动能量消耗掉的，而是被一个人发育期间的"生长素"吸收掉的。但人在过了25岁以后，生长就停止了，体内需要的各种营养不再像长身体时那样多多益善，因此，如果我们再像从前那样继续保持着强劲的供应，其后果恐怕就不会那么乐观了。

因此，作为营养结构的平衡，一是指各种营养素的搭配比例必须适当，二是指体外"供应"与体内"消耗"必须要均衡。两个"平衡"只要有一个失败，都会给身体健康带来灾难性影响。

所以说，饮食不仅是一门科学，而且还是一门艺术。

众所周知，错误的饮食会给人类带来许多疾病，其主要原因是其打破了人体内的三大基础平衡——体温平衡、营养平衡、体液酸碱度平衡。

在这三大平衡要素中，体液酸碱性的平衡最重要，对于它的意义，医学理论中是这样阐述的：占人体体重70%的体液是有一定酸碱度的，它的存在与平衡是一个人生命活动的重要基础。一旦这一平衡遭到破坏，就会影响到人的生命活动，也容易导致各种疾病的发生。

那么，我们怎样才能保持饮食中的酸碱性平衡呢？

在对食物酸碱性的认识上，许多人都存在着一个误区，那就是普遍认为食物中的酸碱性是可以凭味觉来感知的，其实不是这样的。食物中的酸碱性，主要是取决于食物中所含矿物质的种类。一般说来，碱性食物是指含钾、钠、钙、镁、铁等元素较多的食物，这些食物包括蔬菜、水果、牛奶、栗子、杏仁等等，当人类将这些食物吃进肚里以后，就会形成碱性物质；而酸性食物一般是指含磷、硫、氯等元素较多的食物，这些食物一般是指五谷杂粮、肉类、禽类、水产、蛋类、花生、核桃等等，当人类将这些食物吃进体内以后，就会在体内形成酸性物质。在这两种物质中，弱碱性的体液环境才是体内细胞最理想的活动环境。

由此可见，所谓食物的酸碱性并非是指食物本身的性质，而是指食物经过消化吸收以后留在体内的元素的性质。因此说，食物本身的酸性与碱性只是一个生理性概念，而不是一个简单的味觉或化学概念。

需要特别指出的是，除了人类饮食中可以生成酸性物质或碱性物质之外，还有一种原因可以导致酸性物质的产生，那就是一个人精神上的压力反应。这些压力反应，透过脑间组织传递到副肾和脑下垂体，通过荷尔蒙分泌传达到各器官，此时，若测定血液中的钙离子，一定会比正常值下降了许多，这就是压力使血液中的钙离子降低，进而使血液变成酸性化的结果。

近百年来，人类的生活水平越来越高，而健康状况却每况愈下，甚至许多以前罕见的疾病也争相萌生，这不能不引起我们的高度重视与思索：造成这一现象的根源究竟在哪里？当我们把目光聚焦在"空气污染""食品污染""水质污染""药物滥用"等客观因素上的时候，却常常忽视了自己的责任：科学饮食。

这个"科学饮食"，并非单指一般意义上的保健卫生，而是指饮食结构上的科学操纵，其理由是：100年前，人类的许多疾病都是以传染性疾病为"重灾区"，而今天却是以"新生病"（现代病）为聚焦点。这一本质性变化，要求我们的医疗技术、健康理念也必须与时俱进。

2 饮食上的"六大误区"必须要知道

目前许多书中都大谈"多吃蛋白质食物不会长脂肪"，但实际情况却是，无论是蛋白质还是碳水化合物，如果摄入得过多都会产生热量，导致人发胖。

由于饮食不当给人类带来了太多太多的疾病，致使人们一谈到饮食就产生了无所适从的感觉，特别是那些患了肥胖症以及各种各样疾病的人更是谈食色变，整天这也不敢吃，那也不敢吃，把自己搞得神经兮兮。殊不知，人的生命力是极其顽强的，只要我们做到适度搭配是完全可以大饱口福的。

因此，有"六大误区"是大家必须要知道的：

（1）水果比蔬菜的营养好

事实上，大多数水果的营养价值还不如日常生活中的蔬菜更丰富，因为水果和蔬菜中最重要的营养作用是为身体提供维生素C、胡萝卜素、矿物质和膳食纤维，这些元素，蔬菜中的含量要比水果丰富得多，譬如胡萝卜素，不管什么样的水果中的含量都远远赶不上菠菜、油菜、莴笋叶、香菜等深绿色叶菜；维生素C，在苹果、梨、桃、香蕉等水果中的含量仅仅是每百克零点几毫克，以维生素C含量高而著称的柑橘类水果中也仅仅是每百克含30～40毫克；而辣椒、青椒、菜花、苦瓜等蔬菜中的维生素C含量却可以达到每百克含近百毫克。

（2）瘦肉中不含脂肪

这是一种极其错误的认识。严格说来，所有肉类中都含有不同等量的脂肪，只是含量的多少不同而已。另外，即使是同一种动物的肉，由于其生命期、部位、营养状况的差别，其脂肪含量也不同。一般来说，瘦猪肉中的脂肪含量是各种畜禽肉中最高的，可达25%～30%，兔肉最低，仅为0.5%～2%。鸡肉（不带皮）的脂肪含量也比较低。牛肉的脂肪含量一般在10%以下。

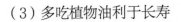
（3）多吃植物油利于长寿

这种错误认识已经被人类所觉察。其原因是，人们经过多年的实践后发现，长期食用植物油的人虽然患心血管疾病的几率相对低一些，但癌症的发病率却相对较高。这可能与植物油容易氧化，易造成细胞膜损伤，从而导致了癌症的发生有关。此外，植物油与动物脂肪的热量相同，都容易引起肥胖。所以，人要想长寿，植物油与动物脂肪的摄入量都要控制，如果多吃了植物油，最好能够补充维生素E等抗氧化物质。

（4）饮用水越纯净越好

自从水质污染向人类亮出黄牌之后，给生产净水的诸多厂家带来了巨大商机，于是，纯净水、矿泉水争相问世。在这种保健风的吹动下，目前有许多家庭都购买了净水器，有的人甚至常年喝蒸馏水。这种对自来水的盲目放弃，其实是一种不科学的做法。因为自来水中含有多种微量元素成分，包括钠、钾、钙、镁等金属元素，以及酸根离子和少量的有机物，人体中需要的很多元素一部分都是从自来水中得来的。所以，纯净水对人体来说未必是最理想的饮品。特别是蒸馏水，因几乎不含溶质，不仅不能够把人体的一些物质溶解出来，而且还容易造成人体内某些矿物质的缺乏。

（5）没有咸味的食品不含钠

这种错误的认识源自于盐的化学成分是氯化钠，因为氯化纳对人体来说是一种有害物质，所以有些人便把有咸味的食品统统纳入了被排斥的范围。其实，钠的人体供应除了盐之外，还有多种化合形式。比如，所有动物性食品中都毫无例外地含有钠，加工食品中也含有大量的钠。因此，即使是吃没有咸味的食品，照样可以获得不少钠。所以，对于那些需要控制盐分摄入量的人来说，必须要注意钠的潜在来源。

（6）纯天然食品一定对人体无害

天然与无害是不能画等号的。据食品化学分析发现，许多纯天然食品中同样含有不少有害物质。例如，生豆角中有溶血物质；发了芽的土豆中有毒素；某些鱼类中含有可导致人中毒的组胺物质等。如果对这些食品处理不当，都会发生危险。因此，"纯天然"并不是"安全""营养"的代名词。

一个人要想健康长寿，饮食安全是十分必要的，但注意饮食安全决非意味着因噎废食，特别是在人类生存环境遭到严重污染的今天，如果过分强调，不管什么样的东西都拿着放大镜去检查它的细菌多少，不管什么样的食物都严格按照它的元素成分来配制，那么这个世界上能够让人放心去吃的东西大概就没有多少了。

人的生命力是极其顽强的，有些食物中虽然含有对人体不利的

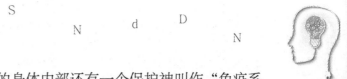

元素，但也不要忘了我们的身体内部还有一个保护神叫作"免疫系统"，这个免疫系统具有很强的解毒能力，大多数细菌进入人体以后，这个保护神完全有能力把它排除掉。如果我们太多强调了"饮食"的作用而忽视了免疫功能的发挥，那么无异于是剥夺了免疫系统对人类健康长寿的"监护权"。

这些说法，无疑会招来不少人的非议。因为他们会说，按照你们这种说法，人类还讲究卫生干什么呢？——对于这种偷换概念的质问，我们不想作答，因为我们不想浪费太多的时间来为大家仅仅纠正一个概念性问题。

我们想说的是，目前许多人之所以在饮食面前防蝇如虎，一是因为现在人们的生活水平提高了，健康的身体已经成为人类追求高品质生活的首要条件；其次是目前有关保健方面的书籍太多太多了，有的谈饮食学问，有的谈保健知识，有的谈心理健康，有的谈瘦身减肥，有的谈疾病防治……书山如海，让人目不暇接，别说把这些书都读一遍，就连看一看这些书目都让人眼晕……

应该说，这些书籍都对人类的健康与长寿提出了许多有益的建议，但从根本上来说，却往往忽视了怎样去"调动人的自身功能"来保障人类的健康。譬如脂肪问题，许多书中都大谈"多吃蛋白质食物不会长脂肪"，但实际情况却是，无论是蛋白质还是碳水化合物，如果摄入得过多都会产生热量，而这些热量一旦身体消耗不了，都会变成中性脂肪贮存于皮下，使人发胖。因此，身体是否发胖与吃哪种食物根本就无关，有关的是热量摄入多少和支出多少是否平衡。

因此说，人体本身就是一部非常精密完善的机器，人类生存中所需要的一切东西一应俱全，当一个人生病需要药物的时候，人体内的"制药厂"就会分泌出其必要量的元素物质。当一个人情绪低落的时候，会在受到某种有益的精神刺激下分泌出有益的荷尔蒙来帮助我们调整心态。所谓的饮食科学，仅仅是指膳食结构合理而已。

3 "食不厌精"危害多多

科技时代的到来，的确使人类的生活方式发生了巨大变化，但传统的饮食习惯被随意打破却是个值得商榷的问题。

有这样一个古老的笑话：

很久以前，有这样一家夫妻，老两口方方面面都配合得很默契，唯独在吃饭问题上南辕北辙，女的喜欢吃素，男的喜欢吃肉，生活了大半辈子，也没吃上一顿两人都感到可口的饭菜。为了这件事，老两口没少争吵，吵得急了，女的骂男的是狼，整天就知道吃肉；男的骂女的是鸡，除了沙子、石子儿、菜叶儿不知道还有人吃的东西。就这样，两人磕磕绊绊过了大半辈子，好不容易等到儿女们都成家立业分门立户以后，老两口开始了分灶吃饭。女的爱吃素，菜园子里到处都是她可吃的东西；男的喜欢吃肉，整圈整群的鸡鸭猪羊，随便宰上一只就能够吃上三五个月。于是，老两口的好日子好像刚刚开了头一样，女的虽然每日粗茶淡饭，但越吃越香甜；男的天天鸡鸭鱼肉，更是天天笑逐颜开。

但过了没多久，男的觉得鸡肉也不那么香甜了，猪肉也不那么诱人了，就连平时那么喜欢吃的精米白面也如同嚼泥一样，越吃越没有味道！为了饭菜更好吃，老汉整天琢磨的就是如何把细粮和鸡鸭鱼肉做得更精细，于是，烹煎熘炸、蒸煮烧烤、精米细淘、鲜菜抽筋……所有能够想到的办法、所有能够使饭菜变得更香甜的招数都使出来了。

可遗憾的是，尽管老汉的饭菜不断花样翻新，却觉得越来越不合自己的胃口，不到1年时间，老汉竟然病倒了。躺在床上，有时瞅一眼老太太饭桌上的新鲜蔬菜，闻着真香啊，有心去吃一口，又怕老伴揭他的话疤儿："你不是说这是猪狗食吗，你怎么今天也变成猪狗了？"自己该怎么回答呢？思来想去，还是丢不下这个面子，于是就硬撑着不去吃。

就这样，又过了3个月，眼看着老汉要奄奄一息了，按照当地的风俗，一个人在咽气之前嘴里一定要含着一口东西，这样下辈子才能有吃有喝。于是，老太太就把老汉平时最爱吃的鸡鸭鱼肉都端上来了，一样儿一样儿往老汉嘴边送，但老汉的嘴死活不张。这可怎么办呢，情急无奈之下，老太太就把自己吃剩下的半截黄瓜送到了老汉嘴边，看能不能让老汉在临死前张开嘴含上点东西，没想到老太太的黄瓜刚刚送到老汉的鼻子底下，就被老汉一口吞进嘴里，并坐起来大骂："你早该给我吃这个了……"差点没把老太太吓死。

上面说的虽然是一个笑话，但也反映出了一个人的饮食结构决非是单纯有营养的东西就对身体好，特别是随着人们生活水平的普遍提高，人类的烹饪技术越来越精湛，在吃喝方面也越来越讲究起来。然而，食物一旦做得过于"精细"就会失去本品的"个性"，如果无论是坚果还是竹笋都要烧得柔软可口，无论是家常便饭还是宴会满桌都是精品佳肴，那么这种"食不厌精"的结果必然会导致人体内各种器官功能的逐步衰退。

严格说来，所有软性食品和精制食品对人的身体都是没有好处的，所以，只有当一个人生了病的时候，医生才会嘱咐他可以吃一点软性食品或者是有营养的精制食品，其意是指人在病中体质较弱，软性食品容易消化，精制食品营养价值一般比较高，病人多吃一点这样的东西有助于身体的康复。但对一个健康的人来说，如果在日常生活中过多地把软性食品和精制食品当成美味，则无异于"饮鸩止渴"的慢性自杀了。

其原因是，不管是软性食品还是精制食品，都是经过了细加工的东西，这些东西吃进嘴里一般都不需要太多的咀嚼就能够咽进肚中，而咀嚼却是人体吸收食物营养一个不可或缺的过程在这个过程中，所有食物只有经过仔细的咀嚼才能磨碎，以便于肠道的吸收。

其次是人在咀嚼食物的过程中口腔内会分泌出许多唾液来帮助牙齿软化食物，这些唾液随着食物进入肠道后会形成一道保护肠道的黏膜，更有助于食物的消化。

其三是咀嚼活动可以拉动口腔中的咀嚼肌反复收缩，进而更加促进脑部的血液循环，加快脑组织的新陈代谢——许多年龄不大的人之所以开始出现大脑萎缩、退化，一个很重要的原因就是大脑中的脑细胞长期得不到运动刺激的结果。

因此，我们在强调对大脑进行锻炼的同时，不能仅仅是让大脑去考虑问题，也应包括充分发挥牙齿咀嚼的功能，帮助大脑延缓衰老。它的生理原理是，在人的所有感觉器官中，发育最早而且最敏感的部位就是唇、舌等口腔周围的区域。在这个区域中，人的下颚肌肉与大脑之间有一条秘密的经络通道。因此，当牙齿咀嚼食物时，口腔感觉器官会把自己的感觉直接传达到大脑，从而显著增强脑细胞的活跃功能，大大提高大脑的工作效率。

总之，食不厌精的弊端还有很多很多，我们在这里所举的仅仅是对大脑的影响而已。因此，不管是老年朋友还是青年朋友，要想使自己的身体长葆健康，千万不能把一些软性食品和精致食品作为自己生活中的首选，并且还要有意识地在自己的食品中搭配一些比较坚硬的食物，如花生米、煮黄豆、炒菜干等等，就连吃一些炸小鱼时最好也把它的骨头嚼碎吃掉。这样，人的腮部肌肉才能得到不断的运动，激活大脑细胞，以防止大脑因为"懒惰"而过早地衰老、退化。

4 12345与红黄绿黑白

人类的医疗水平虽然在不断提高，但人类的新疾病也越来越发展快速，因此，与其与疾病争跑，还不如在防病的源头——饮食上多下些工夫。

"什么都吃，适可而止，七八分饱，感觉正好，营养够了，不多不少。"——这就是养生学给我们指定的保健方略，洪昭光教授又把它发扬光大，提出了"1、2、3、4、5"的养生理念：

（1）每个人一天必须喝一袋奶。据全国医疗普查显示，中国99%的人都普遍缺钙，而由于缺钙所造成的恶果就是骨疼、腰疼、骨折、驼背等骨质性疾病。据可靠的医学测试数据发现，在正常人的需要中，每人每天必须要有800毫克的钙补充，如果这个补充得不到满足，就会导致各种疾病的发生。而这一数量恰恰是一袋奶的含钙量。喝奶应从1岁开始，直到终老。在这方面，日本堪称为世界的典范，特别是在"二战"以后，为了提高国民的身体素质，日本不仅在全国范围内提倡大家多喝牛奶，而且政府还特殊规定中小学生每人每天免费供应一袋牛奶。日本孩子的身高之所以很快便超过了中国的孩子，"每天一袋免费奶"的这项政府规定的确功不可没！

（2）每人每天必须吃250～350克碳水化合物，这个分量相当于6～8两的主食，年轻人和从事重体力劳动的人可以吃到1.5斤，从事其他工作的人最多不能超过1斤，患了肥胖症的人每天只需要0.5斤就足够了。与此同时，最近有些科学家还提出了"饭前喝汤、苗条健康"的保健方法，这种方法的要点是，人在吃饭前喝上一点汤，会使人的食欲兴奋度降低1/3，使吃饭速度放慢，既有利于肠道的消化，又可以有效地控制食量，可谓一箭双雕。

（3）每人每天必须吃进3分高蛋白。高蛋白虽然容易形成脂肪，但人光吃素是不行的，必须荤素搭配才好。这3分高蛋白换算成食物，就是每1分高蛋白可以代表1两瘦肉、1个鸡蛋、2两豆腐、2两鱼虾、半两黄豆等等。一个人如果每天早晨吃一个鸡蛋，中午吃一两瘦肉，晚上吃2两豆浆或者2两鱼，就可以完全达到每天3分高蛋白的要求了。如果一个人一天摄入了太多的蛋白质食物，就会消化不良，造成肠道的毒素太多；而如果蛋白质食物吃得太少了，同样会因为营养的缺乏而导致生病甚至是死亡。中国著名的海灯法师就是因为长期蛋白质不足造成的营养不良而形成了神经综合症，病愈出院后又开始辟谷，不吃不喝，结果不寿而终。

（4）应注重四句话，即"有精有细，不甜不咸，三四五顿，七八分饱"，反映在我们的饮食习惯上，就是粗细粮搭配、甜淡适宜，一个星期至少要吃三四次粗粮（棒子面、老玉米、红薯等等），每顿饭吃到七八分饱就行。

美国科学家曾经做过这样一个试验：将200只猴子分成两组，100只让它们随便吃，不限量，不限时，想什么时候吃就吃，想吃多少就吃多少；而对另外的100只猴子却实行了定时定量，每天只让它们吃八分饱。10年下来，不限量限时的那100只猴子只有50只存活了下来，而且剩下的50只猴子不是有脂肪肝，就是有冠心病和高血

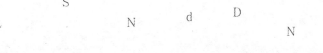
压；而另外定时定量喂养的100只猴子只死了12只，其余的88只猴子依然苗条健康，而且精神很好。

（5）每天保证500克蔬菜和水果。当前人类最可怕的疾病就是癌症，而预防癌症最好的办法就是多食用一些新鲜蔬菜和水果，因为这些菜果中不仅营养丰富，而且粗纤维较多，既有利于消化，也有利于吸收。从前河南省林县是世界上患食道癌者最多的地方，后来人们发现是因为当地人体内缺少了不少维生素的缘故，于是，人们通过多食用一些新鲜蔬菜和水果来补充体内一些维生素的缺乏，使患食道癌的人数明显下降。

除了以上的"12345"以外，还有五种颜色的食品是对人类的健康长寿能够起到很大帮助的，这五种颜色分别是红、黄、绿、黑、白：

红：是指西红柿、红葡萄酒、红米、红小豆。西红柿具有一定的脂溶性，如果男性1天吃1个西红柿，患前列腺的几率可以降低45%；红葡萄酒有预防动脉硬化的功能，身体健康的人每天喝一点红葡萄酒有益于健康，但绝对不能多喝，每次不得超过50～100毫升。红米具有改善机体缺铁性贫血、抗氧化抗衰老的功能，在食疗中具有健脾、补中、益肠、强筋壮骨之功效。红小豆可净化血液，每天适量食用还可以解除心脏疲劳。

　　黄：是指胡萝卜、黄豆、老玉米等有色蔬菜。这些蔬菜中含有大量的维生素A，小孩之所以经常感冒发烧，患扁桃腺炎，中年人之所以易得动脉硬化病，老年人之所以容易眼睛发花、视力模糊等等，都与维生素A缺乏有关。特别是胡萝卜，不仅维生素丰富，而且还可以防治高血压、糖尿病、皮肤干燥等病症。黄豆清热解毒，容易吸收、促进血管弹性，含有人体必需的蛋白质、钙、磷、铁等维生素。老玉米被誉为黄金食物，并有抗癌的作用。

　　绿：是指绿豆、小麦胚芽和豌豆。绿豆的最大特点是解毒，并且有减肥、降脂、美容的作用。小麦胚芽中的天然VE的生理活性是人工合成VE的近30倍，抗氧化能力比维生素E强500倍，是一种延缓衰老防癌的有效因子。豌豆理中益气，补肾健胃，益五脏，生精髓。

　　黑：是指黑木耳、黑豆、黑芝麻。黑木耳对降低血黏稠度很有作用。现在不少老年人都患有痴呆症，其根本原因就是血液中的黏稠度太高，如果每个人一天坚持吃上5～10克黑木耳，则可以有效地预防这种病的发生。黑豆含有大量的不饱和脂肪酸，能够预防高血压、动脉硬化、血黏稠、肾病、肥胖等病症。黑芝麻可健脑，长期食用对慢性神经炎、末梢神经麻痹有一定疗效。

　　白：是指燕麦片和大麦。燕麦是一种药食兼优的营养保健品，含有人体所需要的全部氨基酸，并且含糖分少、蛋白多，是糖尿病人的优良食品。大麦中含有丰富的维他命B1，对防治软脚病，保护胃、肝、肾都有好处。据说英国前首相撒切尔夫人胆固醇很高，但她不吃药，就是坚持吃燕麦面包，依然保持了健康的身体；国民党元老陈立夫年逾百岁，每天早上吃的也是燕麦粥。特别是患有糖尿病的人，如果经常喝一点儿燕麦粥，可以有效地降胆固醇和甘油三脂，还能够减肥。

总之，我们的科学技术和医疗水平虽然在不断提高，但人类的新疾病也越来越发展快速，有些疾病我们刚刚找到了医疗方法，不久就又有另外一种新疾病出现了。因此，与其与疾病争跑，还不如在预防疾病的源头——饮食上多下些工夫，通过科学合理的饮食把所有疾病都消灭在萌芽状态。

5 少吃反季节蔬菜

人体是一个有机的整体，自然界中存在着人类赖以生存的必要条件，天体的运行、季节的变更、气候的变化，都会直接或间接地影响到人体。

大棚养殖技术的遍地开花，使人类的餐桌几乎变成了一个万花筒，不管什么季节，也不管什么时令，一年四季的新鲜瓜果蔬菜无不应有尽有。但不知人们是否想过，在自己饱餐这些反季节的蔬菜和瓜果的时候，自己的身体健康却在无意中遭受着巨大的伤害！

其原因是，地球上的所有植物都有它的生命周期，在这个周期中，发芽、生长、成熟、采摘都必须遵循春生、夏长、秋收、冬藏这个自然规律，才能完成自己生命的全过程，它就像人类"日出而作、日落而息"的作息时间一样，如果昼夜颠倒或者昼夜不息，那将是一种什么样的后果？

植物虽然不像人类那样知道疲倦，但它也同样需要休养生息，特别是它的营养素，如果没有足够的时间是根本不可能充足的。许多的大棚采光技术、化学催生素虽然能够帮助它长大体积，但却无力帮助它丰满营养——我们当前吃的肉为什么没有20年前那么香了？我们当前吃的黄瓜西红柿为什么没有20年前的"本来味道"？其根本原因就是这些东西都不是"应时而生"的果实。

严格说来，科学技术的飞速发展的确给人类带来了许多福音，但在人类餐饮这个问题上却有弊大于利的嫌疑。在中国5000年的饮食文化中，我们随处可见对各种食品的精美制作，但却从不见对各种蔬菜和水果的拔苗助长。虽然这种传统的种植技术与当时的科技不发达有关，但问题的关键是，用化学药剂来催生蔬菜和水果真的

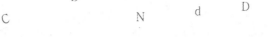

是科学的最终目的吗？

试看当前蔬菜市场上许许多多的蔬菜颜色，西瓜、西红柿、荔枝……虽然那么鲜艳耀眼，但有多少是它们自己长出来的本色？还有那么大、那么长的南瓜、北瓜、豆角、茄子，有多少不是药剂催生的结果？

当然，我们在这里提出这个问题的本意并非是对目前的大棚养殖技术发难，而是提醒人们在选择自己食用的蔬菜时千万不能盲目相信自己眼前"鲜亮、光滑、水灵"等表面的东西。在饮食的搭配上，也不要把一些反季节蔬菜作为自己的主打菜，而应该遵循我国传统的饮食文化，把季节菜作为自己的首选，对于那些反季节蔬菜不是不能吃，而是不能像应季的吃法一样生吃凉拌，而要加加热、炒炒熟，多做些加工才行。

反季蔬菜之所以不能多吃，是因为它不是在自己正常的生长期内生长出来的，虽然大棚的采光技术给予它的光照一点也不比阳光少，但我们不能忽视的一点是，蔬菜的成长是在"四季如春"的环境中进行的，而食用它的人类却是在春夏秋冬中度过的。

在中医学理论中，人体是一个有机整体。在这个有机的整体中，自然界存在着人类赖以生存的必要条件，因此，天体的运行、季节的变更、气候的变化都会直接或间接地影响到人体。而人体则又必须对这些影响做出生理上或病理上的反映，这种反映不仅有赖于人体的本能，而且也必须得益于体内各种营养素的强力支持。离开了这种支持，所有的体能都会变成一种无源之水和无根之木。

稍稍懂得一点中医常识的人都知道，人的五脏六腑是与五行中的金木水火土相通的，肝属木、脾属土、肾属水、心属火、肺属金。这种五行属性必然会导致它们在不同的季节里受到不同的食物生克影响。简单地说，春季木旺，肝脏属木，此时肝脏必然会受到当时气候、环境及一切物质的保护，而脾脏属土，此时则又必然会受到一切环境和物质条件的制约；冬季水旺，肾脏属水，此时肾脏会受到保护，而心脏属火，则会受到克制。这样依次循环，金克木，木克土，土克水，水克火，火克金，这就是人与环境相克的一面。而反过来讲，它们之间也有相生的关系，即金生水，水生木，木生火，火生土，土生金。

在人类所食用的蔬菜中，有的属于春季菜，譬如菠菜、韭菜、小元菜等等；有的是属于夏季菜，如蒜苔、青椒、西红柿、莴笋等等；秋季的蔬菜最多，豆角、倭瓜、葫芦、茄子、芹菜等等都是在这个季节生长的；冬季没有蔬菜可以生长，所以可供人食用的一般都是秋后储存下来的白菜、萝卜、土豆等。

不同季节生长出来的菜，都代表着此种植物与天地环境的自然和谐，如果人能够应时而食，不仅会相得益彰，而且还会对体内的阴阳平衡起到事半功倍的作用；如若反而背之，那么这些蔬菜不仅不能给身体提供有益的营养，反而会给身体带来意外的伤害。

大千世界，每一种物质的存在与死亡都有它不可违背的自然规律，人如此，蔬菜以及所有的生物概莫能外。

6　测试：这些关键词你都记住了吗

（1）"五谷为养、五果为助、五畜为益、五菜为充"的养生宝典，已经把科学饮食与人类健康长寿的关系阐释得淋漓尽致。而遗憾的是，人类在许多美味佳肴的诱惑下，都失去了应有的警惕。

（2）人类饮食上有六大误区，它们分别是：水果比蔬菜的营养好，瘦肉不含大量脂肪，多吃植物油利于长寿，饮用水越纯净越好，没有咸味的食品不含钠，纯天然食品一定对人体无害。

（3）在人的所有感觉器官中，发育最早而且最敏感的部位就是唇、舌等口腔周围的区域。在这个区域中，人的下颚肌肉与大脑之间有一条秘密的经络通道，当牙齿咀嚼食物时，口腔感觉器官会把自己的感觉直接传达到大脑，从而显著增强脑细胞的活跃功能，大大的提高大脑的工作效率。因此，食物一旦做得过于"精细"，就

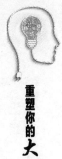

会失去本品的"个性"。"食不厌精"的结果，必然会导致人体内各种器官功能的逐步衰退。

（4）人类最佳的饮食方式是：什么都吃，适可而止，七八分饱，感觉正好，营养够了，不多不少。

（5）反季蔬菜多吃有害，因为这些蔬菜的成长是在"四季如春"的环境中进行的，而食用它的人类却是在春夏秋冬中度过的。

第八章

保健养生新理念

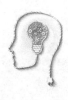

1　瘦身不能以牺牲健康为代价

目前的减肥药与减肥广告简直太多了，稍不留神就会落入黑心商家设下的圈套。特别是年轻女性，常常为了达到减肥目的而把自己的健康也赔了进去。这不能不引起我们的警惕。

减肥美体是一个女人毕生都在修炼的课题，更是现代都市白领丽人生活中不能缺少的一个组成部分。然而，不少体态较胖的白领丽人为了达到减肥目的采取了各种各样的减肥方法，但经过了一段时间之后，不仅没有达到瘦身的效果，反而越减越胖。如果我们研究一下这类肥胖者的减肥方式，便可以发现在她们的减肥过程中走进了6个减肥的误区。

误区之一：饮食与脂肪"绝缘"才能苗条。

其实，脂肪在减肥过程中不总是充当反面角色。从生物学角度上讲，人体内的脂肪不仅仅是一种储存物，而且在它分解的过程中还有抑制脂肪在体内合成的功能。也就是说，过多的脂肪堆积虽然破坏了人的形体，但它还可以抑制新脂肪的再生。另外，脂肪类食品比较耐消化与抗饥饿，食入后可以有效减少对其他淀粉类食物营养的摄取，进而对减肥起到积极的作用。

误区之二：营养过剩导致肥胖。

有些人身体之所以肥胖，并非都是营养过剩造成的，而是由于在饮食搭配中缺少了使脂肪转化为能量的营养素造成的。这些营养素包括维生素B2、维生素B6及烟酸。富含这些营养素的食物，往往是减肥者最不愿问津的奶类、豆制品、花生、蛋及动物肝脏和肉，但如果缺乏了这类营养食品，人体内的脂肪就不易转化为能量，从而使体内的脂肪更加积蓄而致肥胖。

误区之三：饮水会使身体发胖。

有些人错误地认为，水是造成人体发胖的元凶之一，要想减肥就必须在饮水上严格控制。其实这是一种错误认识。严格说来，水是人类生命之源中的重要组成部分，人体中的50%以上都是由水（包括血液）构成的。因此，生命中一旦失去了水的足量供应，不仅会引起体内的新陈代谢功能紊乱，而且还容易导致人体内的能量吸收多，释放少。所以，对于减肥者来说，饮水不足不仅达不到减肥的目的，还会对健康造成更为严重的损害。

误区之四：吃辛辣食物可以减肥。

据有关部门统计发现，泰国、印度等国很少有人患肥胖病，于是就推断出这可能与他们在平日的饮食中有嗜辣的习惯有关，认为吃辣容易流汗，而且容易令人产生吃饱的感觉，所以有减肥的效用。但是，吃辛辣太多会影响胃部的机能，容易造成胃痛甚至胃出血的危险。而且吃太多辛辣的食物也会令皮肤变得粗糙，脸部容易出暗疮，绝对得不偿失！

误区之五：运动局部就可以减掉局部脂肪。

在宣传减肥药物的广告词中，我们会经常听到或看到"减腰""减臀""减腹"等词句，其实这是一种误导。因为人体是一个结构细密的整体，具有"牵一发而动全身"的系统功能，因此，不管采取什么方式的局部运动都不可能达到减肥的目的。理由是，第一，局部运动的总消耗能量较少，而且容易导致全身性疲劳，不能持久；第二，脂肪供能是由神经和内分泌系统来调节控制的，这种调节是全身性的，并非练哪个部位就可以减掉哪个部位的多余脂肪。

误区之六：空腹运动有利于减肥。

饿，既是体内器官的生理反映，又是大脑神经的意识反映。对一个健康人来说，所有进入体内的食物，在2～3小时后都要被转化为能量释放出去，这时人便有了饥饿感。如不及时进食，胃黏膜就会被胃液消化。时间一长，极易引发胃炎或消化性溃疡。但有些肥胖者却错误地认为，空腹运动更有利于消耗脂肪，所以每天一大早起来就开始了剧烈运动。这种强力而为的结果，往往会因为体内贮存的糖原大量消耗而导致低血糖反应如头晕、乏力、心慌等等，这对健康是十分不利的。

严格说来，肥胖不仅牵涉到一个人的体型美观问题，而且也是一种十分可怕的慢性疾病。许多年轻女性为了达到减肥瘦身的目的，几乎到了不择手段的地步：广告上说什么药物能减肥就吃什么药，杂志上讲什么运动方式能瘦身就采取什么方式，今天吃这种药不见效，明天就换另外一种药；一天一个新方法，一天一种新尝试。——对于这种"要瘦不要命"的疯狂行动，许多专家纷纷呼吁：如果不赶快采取有效措施来制止这种愚蠢行动，人类将面临着一场前所未有的疾病灾难！

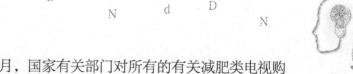
于是，在2006年8月，国家有关部门对所有的有关减肥类电视购物节目叫了停。

说起来，也真的不能不佩服有些生产减肥药物厂家的"创造力"：他们居然敢把活的绦虫卵掺进减肥药里！其疗效是当人吃了这种药以后，绦虫卵会随着其他药物一起进入人的消化道内，而后孵化出新的绦虫来，通过不断吸取食物中的营养物质来抑制甚至破坏人的食欲，进而达到减肥的目的。——这是一种多么可恶的赚钱行径！

除此之外，还有一些生产减肥药物的厂家抛开人类的健康，拿"新陈代谢"说事儿，从某种动物身上提取甲状腺素，或者将大黄、番茄叶这些能够引起人腹泻的中草药加进自己生产的减肥药中，让人服用后引起腹泻，并在极短的时间内迅速消瘦。但它的毒害是，长时间服用这种药物会导致人体内的所有神经系统、消化系统、吸收系统发生紊乱，甚至会很快出现类似甲状腺机能亢进式的症状：双手震颤、盗汗、怕热、心跳加快、眼球突出等等。

一句话，黑心的减肥药给人类带来的疾病太多太多了。因此，许多医学专家都纷纷呼吁：真正需要减肥的人应该到大医院的减肥门诊去就医，在一些专业医生的指导下开始自己的减肥活动。他们不会像有些江湖术士那样说得天花乱坠，也不会对你承诺什么，但他们绝对会对你的健康负责。如果你不相信他们的话，而去相信那些江湖术士所推荐的减肥药物，或者自作主张去盲目相信商业骗子的种种承诺，那么不仅达不到减肥的目的，反而会因为有些药物中的副作用而给你的身体带来无穷的隐患。

在这里，我们还可顺便告诉你，在所有医生给肥胖症患者制订的减肥计划中，除了药物外，必定有合理饮食与科学运动的严肃提议。这些提议，与我们在前面第六章中介绍的7种运动方式是基本一致的，只要你能够积极地按照这些指导去做，一定会让你有一个满意的结果。

2 养颜必须从"心"开始

女性荷尔蒙的浓度决定着女性的青春和魅力，据多年的医学观察发现，女性血液中雌激素浓度偏高的女性，比起浓度偏低的同龄女性来可以年轻8岁之多。由此看来，雌激素对于女性的美貌是何等重要！

女孩步入青春期，身体会发生明显的变化。这时大人们会常常惊叹"呦，一下子变成大姑娘了。"每个女孩听到这样的话也常常会困惑不解，"我是怎么了？为什么突然像变了个人似的。是不是身体出了问题？"——这些生理、心理方面的问题，许多女孩子大都疑惑过。而事实上，这一切一切的变化都是人体内的荷尔蒙操纵的。

在人体内存在着的100多种荷尔蒙中，有一种叫作"女性荷尔蒙"。这种荷尔蒙不仅可以使一个天真灵秀的小女孩变得体态丰盈、乳部丰满、女性味十足，还可以使她体内的子宫内膜增生、变厚、变软，为接受男性的精子而受孕做好准备。如果因为没有结婚而得不到受孕的机会，它就会促使子宫内膜脱落，形成月经来潮。——这种物质，就是人们常说的"雌激素"。

青春期少女的身体曲线之所以日趋分明，头发富有光泽，皮肤光滑柔软，都是这种"雌激素"的功劳。它可以使女性美丽、健康，心理机能日趋活跃。大凡雌激素充足的女性，都会显得精神十足，妩媚而有风韵，极富青春活力，即便是到了中老年也依然皮肤白皙、身材窈窕、精力充沛、魅力依旧。

正因为女性荷尔蒙与人的青春魅力有着如此紧密的关联，才引来许多当代知识女性对它的趋之若鹜。

但令人担忧的是，雌激素虽然是女人的青春魅力之源，但它的产生却不是一个人能够随心所欲的。从生理学的角度来讲，不管是雌激素荷尔蒙还是其他荷尔蒙，都必须通过人体内的物质运动才能够分泌出来。离开了人体内必要的物质运动，是一件根本实现不了的事情。但在时下，有很多女性为了保持住自己的青春风采却把希望都寄托在了补充外源雌激素手段上，通过一些药物的帮助来延缓衰老，对于这种"饮鸩止渴"的有害方式，我们在大吃一惊之余不能不严正地告诉大家：赶快停止自己的愚蠢行动，否则会给自己的健康带来无穷无尽的灾难！

理由是：外源雌激素是一种人工提取的化学合成物，这种合成物不仅对人类的健康没有任何好处，而且是女性卵巢囊肿、子宫内膜癌等疾病的重大诱因，服用了这些药物之后会给女性留下诸多后患。与此同时，有关科学研究还证明，通过药物来盲目地补充外源雌激素还可以导致女性的卵巢产生依赖性，开始是间歇性的"怠工"，时间一长就会形成永久性的"罢工"，而一个女性的体内一旦出现了卵巢"罢工"，其后果是可想而知的。

美国反老化医学院院长朗诺·克兹博士在一份研究报告中指出：女性在18～25岁是青春的巅峰时期，也是分泌系统功能最顶峰的时期，之后雌激素分泌便以每10年15%的速度逐年减少。雌激素的逐步减少，会影响到其他系统的运作，致使女性身体中的所有器官功能下降。在30岁之前，体内的分泌系统还可以自动调节，雌激素的微量减少还不足以影响到其他生理机能；但到了30岁以后，体内雌激素的分泌量只有巅峰期的85%，这时，由于人体内缺失了15%的雌激素分泌，则会引起其他器官功能的衰退，导致身体各器官组织开始老化萎缩，皮肤明显暗淡、精神不佳。45岁时，已经大约有40%的雌激素丧失了；到了60岁时，雌激素分泌量只有年轻人的1/5左右；到了80岁时，则只余下1/10还不到了。

那么，有没有一种科学有效的方法来延长雌激素的分泌期呢？

有。这就是我们在前面说到的科学运动、合理饮食、愉快冥想。如果我们再把这些道理说得更为具体一点，就是一个女性必学的"五大心法"：

（1）神养

心情愉快，性格开朗，可以增进机体的免疫力，同时还能促进身体骨骼里的骨髓造血功能旺盛起来，使得皮肤红润，面有光泽。所以，一个人要想保持住自己体内的雌激素分泌量，就必须在日常生活中保持乐观的情绪，尽量不去思考那些不愉快的事情，特别是在生理反应期（例假）、妊娠期和哺乳期更应该保持乐观的心态，做到波澜不惊。

（2）睡养

当代人的睡眠不足，大多与工作压力大和长时间坐在电脑前工作有关。虽然这两大困扰无法避免，但在主观意识上却完全可以把它对人的伤害降低到最低限度，这就是要做到起居有时、娱乐有度、劳逸结合，不熬夜，不偏食，不吃零食，戒烟限酒，不在月经期同房等等。

（3）动养

动养就是运动。特别是刚刚生育过的女性，"满月"以后决不能赖床，长时间享受饭来张口、衣来伸手的贵宾式待遇，否则，过剩的营养和闲懒的"养膘"必然会导致脸色失去光泽。因此，要经常参加一些力所能及的体育锻炼和户外活动，如健美操、漫步、打球、游泳、跳舞等等，从而提高体内的造血功能。

（4）食养

食养对于女性来讲，就是要针对每月一次的生理反应(例假)造成的失血过多现象，在饮食上多搭配一些富含"造血原料"的优质蛋白质，如动物肝脏、肾脏、血、鱼、虾、蛋类、豆制品、黑木耳、黑芝麻、红枣、花生以及新鲜的蔬菜、水果等等。

（5）药养

药养对于女性养颜来说，不是指那种针对某种疾病而食用的药物，而是那些用来滋补身体的草本植物和食品，例如党参、枸杞、红枣、麦芽糖、何首乌、粳米等都有补血的功效，贫血严重者还可以加服一些硫酸亚铁片等。

总之，"五大心法"针对的都是女性，因其生理上有周期性失血的特点(例假)，若不善于养血就很容易出现面色萎黄、唇甲苍白、头晕、乏力、气虚等血虚症。这与我们在前面说到的"科学运动、合理饮食、愉快冥想"是殊途同归的一个道理。

3　排毒要有新概念

女性不排毒就无法保持自己的娇美身材和面容，男性不排毒就难以保持自己的伟岸身材和阳刚之气，老年人不排毒就无法保持肠胃的健康并长寿。于是，排毒便成为人类健康生活中一个很重要的组成部分。

随着人类的保健意识越来越强，现代人开始慢慢接受一个健康新观念——排毒。

生理学告诉我们：女性不排毒就无法保持娇美的身材和面容，男性不排毒就难以保持伟岸的身材和阳刚之气，老年人不排毒就无法保持肠胃的健康并长寿。于是，排毒便成为人类健康生活中一个很重要的组成部分。

确切地说，在人的身体内，"毒素"无处不在，包括人类食用的各种食品中，都含有或多或少这样那样的有毒元素，特别是体内的脂肪、糖、蛋白质等物质，在新陈代谢过程中产生的废物和肠道内食物残渣的腐蚀物，无一不是体内毒素的主要来源。与此同时，还有外部环境带入人体内的许多有害物质，如重金属、农药、化工食品、药物以及被污染的空气、水等等，都对人类的身体健康构成了巨大威胁！

有人把影响人身体健康的所有毒素归为四大类别：一、重金属，人体中的重金属沉积主要来源于污染的环境；二、细菌及发酵物，这些物质都是因为食用了不卫生的食品造成的；三、过剩的蛋白质，原因是人吃的食物没有被完全消化吸收，长期堆积在体内形成了毒素；四、没有及时排出体外的宿便。——四种毒素虽然来源各自不同，但如果长期堆积在人的身体内，不仅会引起肠胃的不适、加重肝肾的负担，而且还会影响到人的大脑并造成免疫系统功能的衰退。

对于如何及时排除体内毒素的问题，虽然医药界推出了许多解毒的药剂药方，但真正能够帮助人类科学排毒的唯一有效方法却是如何调动人的自身功能，及时把宿便排出体外。

理由是，人类在漫长的进化过程中，身体中已经具备了一种十分强大而又十分完善的排毒内在保护机制。这种机制大体有两条途径：一是代解，二是排出。所谓代解，就是指人体内的许多器官(如肝脏、肾脏)都具有一种很强的化解毒素能力，许多肠道内产生的代谢性毒素和细菌类毒素都会经由静脉进入肝脏，而肝脏的解毒功能就能够很自然地将之化解了；所谓排出，简单来说就是排便。根源是人体内具有的自然新陈代谢功能可以把许多人体内所不需要的废物通过粪便和尿液排出体外。

但由于当代人的工作节奏越来越快，致使许多人的身体状况长期处于亚健康状态，从而导致了体内各种器官的功能衰退，不能很好地调动起自身的功能来化解体内的毒素，所以必须要通过一种有效的方法来激活人体内各器官的有效功能，帮助人类排除体内毒素，以保障人类的身体健康。

简单地说，排出体内毒素离不开以下8种行为：

一、喝水。据一位美国科学家测定，一个体重65公斤的中年人每天通过尿液、皮肤蒸发等多种途径排出水的总量为2569毫升，所以，一个人要想保持自己的体内水分平衡，每日必须补充基本相等的水量。至于饮水习惯，科学的方法是：早上起床后空腹喝300~500毫升，下午3点左右喝300~500毫升，晚上9点再喝300~500毫升。这样才能保证体液内的有害毒素被及时排出。

二、快步走。走路时尽量要加快速度，并有意识地加大摆动和舒展手臂的幅度，这种最简单的方法不仅利于排出体内的毒素，而且可以刺激淋巴系统、降低胆固醇和高血压。

三、练瑜伽。瑜伽是一项十分有效的排毒运动，它能够促进人体内的血液循环，润滑有机关节，并通过意识活动把压力转移到身体的各个器官和肌肉上，内外调节身体的有关机能。

四、足底按摩。通过按摩足底的肾、输尿管、膀胱等反射区，起到把毒素溶解到尿液中排泄出去的作用。但要记得在按摩前要喝一些水，以便按摩后排出毒素。这种按摩活动完全可以在家中进行，例如在洗脚盆中放入圆形的鹅卵石，用力在上面踩，也同样可以刺激足底穴位的反射区，另外光着脚在鹅卵石道上走也是一种好方法。

五、弹跳。淋巴系统能收集、筛检全身毒素，运送到淋巴结，再通过血液经由某一排毒器官排到体外。而弹跳可以刺激淋巴系统排毒，松弛紧张的情绪，降低胆固醇，改善循环和呼吸，甚至消除人体致命的蜂窝组织炎。

六、主动咳嗽。肺是人体最易积存毒素的地方，时不时主动地咳嗽两声能起到清扫肺脏的作用。另外，主动咳嗽还可以活跃人体胸膈上下的血液细胞，为血液畅通扫清障碍。

七、多吃水果。这些水果是：（1）樱桃，樱桃是很有价值的天然药食，樱桃的果肉能去除毒素和不洁的体液，因而对肾脏排毒具有相当大的功效，同时有温和的通便作用。（2）深紫色葡萄，紫葡萄能够帮助肝、肠、胃、肾清除体内的垃圾，唯一的小缺点是热量有些高，40颗葡萄相当于2个苹果的热量。（3）苹果，苹果内除了含有丰富的纤维外，还含有丰富的半乳糖醛酸，对于排毒十分有帮助。（4）草莓。草莓热量不高，而且又富含维生素C，在自然疗法中，草莓可用来清洁胃肠道，并强固肝脏。不过对阿司匹林过敏和肠胃功能不好的人，不宜食用。

八、多食用具有排毒功能的食品，如燕麦、地瓜、海带、黑木耳、洋葱、糙米、胡萝卜、冬瓜、黄瓜等等。

4 别让时尚毁了健康

海鲜、泡吧、上网、蹦极、宠物、裸睡、同居、塑身内衣……没有一个名词不是当今最时髦的字眼，但不知人们是否知道，有些时髦的背后付出的却是健康的代价。

如果一个人想成为某个城市中最时髦族的一员，那么，只要他举起白领小资的牌子，包管他会成为一个赢家。

事实上，所有城市每天都有最时尚的内容发布：T台时装、家具展会、新款首饰亮相、创新电器问世……而注重生活质量的那些白领们此时会像追星族一样照单全收，但他们不知意识到没有，在他们追逐时尚生活的同时，有些时尚却毁了他们的健康。

（1）海鲜：高蛋白，低脂肪，多吃无妨

时尚观点：生猛海鲜，味道鲜美，既是高蛋白食品，又是低脂肪食品，多吃一点也不用担心肥胖体重。

评点：海鲜虽然是一种高营养、高蛋白的东西，味道也很鲜美，但却多食无益，因为它很容易带给我们一种现代富贵病——痛风。其根源是海鲜中含有的大量毒素会在人体内蓄积。其临床表现为，病人在几分钟到十几分钟内关节红肿，疼痛难当。所以，海鲜味道虽美，但还是少吃为宜。

（2）泡吧：泡吧、卡拉OK，城市生活的新潮流表现

时尚观点：一个城市中有没有像样的吧可泡，反映了这个城市的时尚指数。泡吧、卡拉OK既能缓解工作的压力还能扩大交际圈，是当代人生活中离不开的一部分。

评点：酒吧和卡拉OK厅里空气污浊，噪音喧嚣，细菌众多，不是休息养神的好地方，如果长期到这样的地方去找乐，还不如说是去找病。

（3）上网：信息社会，自由空间，消费最低的娱乐场所

时尚观点：网络世界是科学技术送给人类的一个最时髦礼物，

21世纪的人如果连上网都不会，那就与文盲没什么区别了。

评点：长时间上网，不仅会对眼睛造成伤害，而且因为电脑射线长年累月地在身体里蓄积，还会对血液系统造成伤害。因为网上活动使人的中枢神经系统长期处于紧张状态，很容易引起植物神经紊乱、皮肤血管收缩与功能失调。

（4）蹦极：好刺激，好痛快，好爽，好酷

时尚观点：现代人的个人生活太沉闷，人际关系太紧张，心情好压抑，找个地方去挑战挑战极限，比做温室里的小花朵强百倍。

评点：一个人想放松放松自己的心情是可以理解的，但没有必要都去挑战自己的胆量极限，特别是血压不太正常的中年人或者是心脏有些问题的人，盲目效仿年轻人去蹦极很有可能断送掉自己的性命。

（5）养宠物：拉着小猫、小狗上街，没钱也像个阔太太

时尚观点：老年人因为空巢孤独，养个小猫小狗解解闷儿。年轻女性抱着个小猫小狗逛商场，售货员决不敢小觑你。

评点：这些小宠物身上往往潜藏着一种弓形虫病，会给人的身体健康带来潜在的威胁，还容易导致女性的不孕症。宠物身上还会携带许多病原微生物，建议人们还是少养宠物为佳。

（6）裸睡：一丝不挂，无拘无束，痛快

时尚观点：裸睡有种无拘无束的自由快感，不仅有利于血液循环、增强皮腺和汗腺的分泌，而且还有利于皮肤的排泄和再生，进而增强人体内的免疫力。

评点：裸睡是一种"返祖"现象，是对自己身体隐私的一种亵渎。在已经发现的所有妇科病中最常见的便是霉菌性阴道炎，如果一个女性长时间裸睡，把自己的泌尿生殖系统暴露在外面，往往会给许多霉菌进入自己的体内提供有利的机会。所以，还是不提倡裸睡为好。

（7）未婚同居：喜欢他，就敢献身；不喜欢了，就让他滚蛋，玩的就是这个潇洒

时尚观点：都什么时代了，还必须开一张结婚证才能开始性福生活。

评点：未婚同居虽然不能被列为一种不良社会现象，但从对一个人婚姻和身体负责的角度来看，如果太随意了，往往意味着他(她)是一个不负责任的人，特别是在双方都不相互了解的情况下就急急忙忙地同居，往往会对自己的精神和身体带来无辜的伤害。

（8）塑身内衣：不用费力就可以拥有好身材

时尚观点：销售塑身内衣的导购小姐是这样说的："身体的脂肪是可以移动的……在这方面，日本是流行塑身内衣最早的国家，

他们国家中的第一批拥趸者如今已是60多岁的人了，但身材还依然保持着30年前的样子。"——你说，谁能够抵挡住这样的诱惑？

评点：穿塑身内衣影响最直接的是人的排汗系统，让身体的热量不容易散发出来。另外，太紧的衣服还容易导致局部血液循环障碍，对肌肉、皮肤都会产生不良影响，严重的甚至会引起肌肉拉伤。也就是说，如果内衣穿得太紧了，人体内的热量从哪儿散发出来？

从纯医学的角度来看，"时尚"是个很可怕的字眼。因为它不仅体现着盲从，而且也折射着一种对科学不负责任的态度。

站在医学角度来讲，一个医生不可能对"时尚"二字做出多么严谨的解释，特别在一个越来越强调个性化消费的社会中，一旦对"时尚"二字使用了太多的贬义词，不仅会招致许多商家的反对，而且还会引来众多消费者的不满。但从对人类身体健康长寿的角度出发，却又不能放任这种不良的"时尚"消费去摧残生命的质量。因此，作为一个医生，不能不对这些消费者提出以下几点参考意见：

一、凡是"时尚"的东西，往往意味着是一种创举，而创举本身就意味着"前所未有"。也就是说，这种商品或活动究竟是好是坏还没有经过实践的检验，一旦你抢先介入，岂不是正好做了商家的第一批市场实验品？

二、有些商品和活动虽然商家已经做过无数次的化验和检验，但这种实践都是针对"短期"效果而言的，长期效果怎么样都还是一个未知数。冷眼观看市场上许许多多的商品和活动，之所以像潮水一样朝起夕落，其根本原因就是"经不起时间的考验"。

三、目前有许多商家的宣传和广告都是靠不住的。他们往往为了一己利益而不惜拿消费者的健康和生命作代价，再加上不胜枚举的假冒伪劣商品充斥市场，如果"你捷足先登"，往往会让你"出师未捷身先死"。

四、中西文化的相互交流虽然给我们提供了许多了解世界的机会，但有些东西却不是我们能够全盘吸收的，特别是有关"性学问"之类的东西往往是一种文化糟粕，一旦盲目效仿或体验，不仅会使你失去健康的思想意识，而且会导致你在无意识中作践自己的身体。

五、"时尚消费"是一种吗啡，一个人一旦走上了"时尚消费"的道路，眼睛往往会更加关注所有的时尚活动：什么装束最前卫，什么香水最时髦，什么运动最刺激，什么饮品最高档，什么家具最新潮……一句话，只要是属于时尚的东西，无一不网罗到他（她）的眼底，而一旦囊中羞涩就会在无形中造成一定的思想压

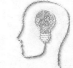

力、长期下去，又怎么能够有一个好心情呢？

总之，我们之所以主张"大脑决定健康"，其中心目的就是首先要使自己的精神愉快，而如果仅仅因为"时尚"二字而破坏了自己的心情，岂不是舍本求末？

5　测试：这些关键词你都记住了吗

（1）健美瘦身中有六大误区：一、饮食与脂肪"绝缘"才能苗条；二、营养过剩容易导致肥胖；三、饮水会使身体发胖；四、吃辛辣食物可以减肥；五、运动局部就可以减掉局部脂肪；六：空腹运动有利于减肥。

（2）外源雌激素是一种人工提取的化学合成物，这种合成物不仅对人类的健康没有任何好处，而且是女性各种卵巢囊肿、子宫内膜癌等疾病的重大诱因，服用了这些药物之后会给许多女性留下诸多后患。

（3）人体中具有一个十分强大而又完善的排毒内在保护机制。这种机制，一是人体内的器官如肝脏、肾脏都具有化解毒素的能力，肠道内产生的许多有害毒素，通过肝脏的解毒功能就能够很自然地将之化解了；二是排便，这是人体内的一种自然功能，可以把许多人体内所不需要的废物通过粪便和尿液排出体外。

（4）时尚有时是一个美丽的陷阱，一个人追求美丽与时尚本无

可厚非，但是如果不警惕鲜花下的毒蛇往往会给自己带来灾难。

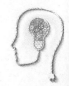
结束语

首先，感谢你读完了这部书籍。

确切地说，凡是购读这本书的人，一是那些有一定专业知识的人，二是那些在健康美容方面上过很多当的人，三是那些比较有独立见解的人。因为书中的内容不像其他讲保健养生的书籍那样，较为直白地告诉你：什么什么东西不能吃，什么什么方式有利于养生，什么什么行为有利于长寿等等，而是以严谨的科学态度，站在"生命意义"的角度上，通过对大脑功能的分析和研究试图揭开"人类为什么不能健康与长寿"的黑匣子。

太多的专业术语，太多的理据分析，太多的实例比照，不仅把这个人们本来很感兴趣的话题变得枯燥无味，而且也使许多语言变得晦涩难懂起来。虽然作者已经尽其所能，想尽一切办法把它解释得通俗明白，但因为有些问题离开了专业术语是根本无法把它解释清楚的，所以如果没有一定专业知识和在性格上喜欢刨根问底的人，是不容易喜欢读这本书的。

其实，这本书的内容并不复杂，概括起来无非只有两点：

一、人类从始至终都是活在一个物质环境中，这种物质环境决定着世界上所有的有生物质都有它对人类生存"有利"或者"不利"的两个方面，但不管是有利方面还是不利方面，都是人类生存中离不开的东西。如果我们仅仅凭着自己的一孔之见或一线之明去盲目夸大某一方面的作用，往往会导致我们走进一个生命的误区：在人类想方设法消灭有害物质的同时，也破坏了自己必须与其他物质共存的生命环境。

因此，人类要想达到健康长寿的目的，并非是想尽一切办法来消灭有害物质，而是通过什么样的有效渠道来实现与有害物质的和平共处。

二、人类之所以能够从所有动物中脱颖而出，靠的不是自己的拳头和武力，而是靠自己有一颗聪明的大脑。但令人费解的是，聪明的大脑为什么只告诉了我们该怎样去战胜他人，而没有告诉我们该怎样去提高自己的生命质量。

因此，我们常常会想，不管是当代工业制造的空气污染、水质污染，还是农业种植方面带来的粮食污染、蔬菜污染，虽然都对人类的健康长寿构成了极大威胁，但与人类共同生活在同一片蓝天下的其他动物为什么极少受到影响，而人类偏偏是受灾难最重的一族呢？

当我们对这些问题进行深刻思索的时候，我们会突然发现，聪明的大脑既是教唆人类战胜他物的"功臣"，也是引导人类自我残杀的"祸首"。也就说，人类之所以不能活到自己的生命极限，并且一生中时时都要受到各种各样疾病的困扰，都是因为大脑中的一种新皮质在作怪！如果不能解决这个新皮质的问题，不管我们采用什么样的科学方法试图来实现人类的健康长寿，依然都是纸上谈兵。

当前，有关大脑功能的开发问题在世界医学界已经被谈论得如火如荼，荷尔蒙、活性氧、β-内啡肽、前列腺素……之类的新名词不断见诸于各种报刊杂志，而这些新名词恰恰是解读"大脑新皮质"中离不开的专业术语。所以，在我们将这本小册子奉送到您面前的时候，也希望能够引起您的关注。